U0188894

医学推动者译丛

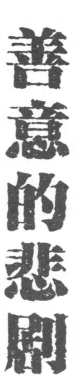

PROMOTER OF
MEDICAL SCIENCE

善意的悲剧

乔纳斯·索尔克与疫苗史至暗时刻

原著 [美] Paul A. Offit   主审 谢 文 管仲军   主译 陈 健

科学普及出版社
·北 京·

图书在版编目（CIP）数据

善意的悲剧：乔纳斯·索尔克与疫苗史至暗时刻 / (美) 保罗·A. 奥夫特 (Paul A. Offit) 原著；陈健主译. —— 北京：科学普及出版社，2022.8

书名原文：The Cutter Incident：How America's First Polio Vaccine Led to the Growing Vaccine Crisis

ISBN 978-7-110-10439-2

Ⅰ.①善… Ⅱ.①保… ②陈… Ⅲ.①脊髓灰质炎病毒 — 疫苗 — 药学史 — 世界 — 普及读物 Ⅳ.① R373.2-49 ② R979.9-091

中国版本图书馆 CIP 数据核字 (2022) 第 088211 号

著作权合同登记号：01-2022-0904

THE CUTTER INCIDENT: How America's First Polio Vaccine Led to the Growing Vaccine Crisis
Copyright © 2005 by Paul A. Offit, M.D.
Originally published by Yale University Press.

策划编辑	宗俊琳　王　微
责任编辑	史慧勤
装帧设计	佳木水轩
责任印制	徐　飞

出　　版	科学普及出版社
发　　行	中国科学技术出版社有限公司发行部
地　　址	北京市海淀区中关村南大街 16 号
邮　　编	100081
发行电话	010-62173865
传　　真	010-62179148
网　　址	http://www.cspbooks.com.cn

开　　本	880mm×1230mm　1/32
字　　数	168 千字
印　　张	9.5
版　　次	2022 年 8 月第 1 版
印　　次	2022 年 8 月第 1 次印刷
印　　刷	天津翔远印刷有限公司
书　　号	ISBN 978-7-110-10439-2 / R·897
定　　价	98.00 元

译者名单

主　审　谢　文　管仲军

主　译　陈　健

译　者（以姓氏汉语拼音为序）

　　　　陈　健　高剑晖　杨思佳　张　琳

主审、主译简介

谢　文　美国匹兹堡大学药学院药物科学系主任，
　　　　终身教授。

管仲军　首都医科大学附属北京天坛医院党委
　　　　书记。

陈　健　上海市疾病预防控制中心公共服务与健
　　　　康安全评价所社会服务管理科主任。

内容提要

在人类与传染病的抗争史中，疫苗扮演着举足轻重的角色，取得了有目共睹的成功，拯救了无数生命。然而目前在美国，只有 4 家公司生产疫苗，疫苗的供应危机日益严重。为什么会出现这种情况？你可以在保罗·A. 奥夫特（Paul A. Offit）博士的这本书中找到答案。

本书讲述了乔纳斯·E. 索尔克（Jonas E. Salk）在前人研究的基础上，成功开发出首剂脊髓灰质炎疫苗，并于 1954 年顺利通过现场效果试验验证。该种疫苗经过多年的应用，将人们从脊髓灰质炎（小儿麻痹症）阴影下解救出来。然而，当年索尔克疫苗的生产厂家之一——卡特制药公司生产的脊髓灰质炎疫苗却导致了一场悲剧。因病毒灭活后的过滤工艺不完善，导致少量活病毒残留，造成 7 万人罹患接种性脊髓灰质炎，其中 200 人永久瘫痪，10 人死亡。这是美国历史上最严重的生物安全事故之一，促使政府加强了对疫苗研发生产的有效监管。为确保此类事件不再发生，美国法院对制药公司作出了严厉裁决。然而这一"无过错责任"的法律先例，却最终导致不少厂家因潜在的法律责任对疫苗生产望而生畏，也阻止了有望预防其他致命疾病的新疫苗的开发。

原著者寄语

2019 年 11 月，一种很可能源于蝙蝠的病毒开始侵袭人类。2020 年 1 月，被称为新冠病毒（SARS-CoV-2，国内惯用 2019–nCoV）的毒株被成功分离测序。各国科学家立即参与其中。在病毒被分离仅 11 个月后，美国的两款疫苗就完成了有安慰剂对照组的大规模前瞻性人群试验，涉及成千上万名志愿者。在美国，这两款研制成功的疫苗为抗击新冠肺炎带来了一线希望。截至目前，新冠肺炎已在全球范围内导致几百万人死亡。

在美国最早被批准使用的两款新冠疫苗属于新型核苷酸（RNA）疫苗。这些信使核苷酸（mRNA）包被在脂质微粒体里，被人体细胞吸取后，会翻译生产新冠病毒的刺突蛋白。也就是说，现在我们不需要直接接种病毒蛋白（如狂犬病灭活病毒、减毒的麻疹病毒或使用基因重组技术分离的乙型肝炎病毒蛋白），而是接种编码病毒蛋白的核苷酸，就能达到免疫效果。接种核苷酸疫苗后，人体会产生病毒蛋白，进而产生相应病毒蛋白的抗体。人群试验结果表明，核苷酸疫苗有效性非常高，对多个年龄组的人群及新冠肺炎高危人群都有效。核苷酸疫苗的研制成功是个奇迹，虽然大部分媒体并未意识到。其实，核苷酸疫苗研发的迅速成功，甚至可与一个六十多年前的创举相媲美。

核苷酸疫苗是迄今为止研发速度最快的疫苗。促使其快速研发的主要因素是美国政府在未知疫苗是否安全有效的条件下，就开始全力投资疫苗的开发与生产；也就是说，假如这些疫苗不安全或无效的话，美国政府会为此浪费巨大的人力、物力和财力。一般来说，制药公司会承担这些风险；而此次疫苗研发的风险，由美国政府承担了。因此，政府方面的科学家戏称美国新冠疫苗的开发为"飞速行动"。

20世纪40年代末至50年代初，乔纳斯·E.索尔克在匹兹堡大学研发了首款小儿脊髓灰质炎疫苗。他选取了3株脊髓灰质炎病毒，用猴肾细胞培育繁殖，将其提纯后，用化学方法灭活。儿童接种该疫苗后，体内会产生高水平的病毒中和抗体。索尔克确信，他的灭活疫苗可以用来消灭这种几十年来在美国导致数千名儿童死亡和数万名儿童残疾的恶性传染病。

1955年，索尔克觉得时机已成熟，便开展了一场规模前所未有、迄今无人超越的人群试验。约有42万名儿童接种了索尔克灭活疫苗，另有约20万名儿童接种了生理盐水作为安慰剂对照组；此外，试验人员还对120万名未接种的儿童同时进行了观察。此次共有约182万名儿童参与了此项人群试验。为此次人群试验买单的是一个名为"全美小儿麻痹基金会"（亦称"出生缺陷基金会"）的私人基金会。该基金会不仅支付了人群试验的费用，同时还在未知索尔克灭活疫苗是否安全有效的情况下，就要求5家制药公司大批生产该疫苗。现在看来，当年的索尔克疫苗试验和生产才真的应该被称为"飞速行动"。

不过，索尔克疫苗的结局与新冠疫苗的结局大相径庭。虽然索尔克疫苗在人群试验中的结果是安全、有效的，但大批生产时仍有一个生产厂家技术不过关，位于美国加州伯克利的卡特制药公司（Cutter Laboratory）未做到将病毒完全灭活，结果造成美国12万名儿童接种性感染，其中10名儿童死亡，数百名儿童致残。"卡特事件"是美国历史上与生物制剂有关的重大灾难之一。

当然，"卡特事件"同样也带来了一些正面效应，即美国开始加强对疫苗生产的管控。"卡特事件"发生时，美国政府机构中仅有10名参与管理疫苗测试和生产的人员，而如今这一环节的管理人员数量已增加到数百人。所以说，虽然这两次相隔六十多年的疫苗研发都称得上是"飞速行动"，但它们之间最大的区别在于新冠疫苗研发时有美国食品药品管理局（FDA）的严格监管。不过，这一进步是以"卡特事件"的悲剧为代价换来的。

保罗·A.奥夫特（Paul A. Offit）

中文版序

2020 年以来，新冠肺炎疫情肆虐给全世界造成了不可估量的损失，人类命运与新冠病毒紧密联系在一起。疫苗接种是控制传染病流行最经济、最有效的措施之一。目前，人们对疫苗接种出现了不同的声音：其一是认为通过人群自然感染可以获得群体免疫，不用接种疫苗。实际上，这种"自然的群体免疫"是对群体免疫的错误理解，群体免疫很少是通过自然感染的方式实现的。例如，天花和脊髓灰质炎等传染病在人群中传播了数千年，但从未达到群体免疫，而通过疫苗接种才使此两种疾病最终得到有效控制。"自然的群体免疫"即使是可能的，也需要漫长的时间，并且是以大量人群感染和死亡为代价的，而这不是我们希望看到和能够承受的结果。其二是出于对疫苗安全性的担心，部分人群拒绝接种疫苗。疫苗是关乎人民健康和国家安全的战略性产品，其安全性一直受到政府及其部门、研究机构、生产企业和预防接种机构的高度重视。2019 年，我国颁布了《中华人民共和国疫苗管理法》，进一步从国家法律层面对疫苗研发、生产、流通、预防接种及监督管理作出了明确规定，以保障疫苗安全有效，同时规范开展预防接种安全性的监测和处置，持续保持监测敏感性，确保接种安全。

本书非常生动且真实地叙述了世界首剂脊髓灰质炎疫苗研发生产的全过程，是一部非常发人深省的科普读物。通过脊髓灰质炎疫苗案例，你可以充分了解科学发展的进程总是崎岖、漫长且蜿蜒的，求真的道路上布满荆棘；通过本书，你也会看到人类总是可以在失败中吸取教训、总结经验，进而变得更强大。就让我们从这里开始了解疫苗，提高对疫苗的科学认识，让我们共同担负起控制传染病流行的社会责任。

首都医科大学附属北京天坛医院　　詹仲华

译者前言

转眼间，新冠肺炎疫情肆虐已有两年多了。尚记得疫情初始，人们翘首以盼新冠疫苗的问世，期待疫苗能够终止这场疫情。然而，随着各种疫苗的相继问世，人们又开始质疑疫苗的安全性和有效性，担心疫苗可能发生不良反应。面对新冠病毒的不断变异，仅依靠疫苗似乎离疫情终止还有一段距离。

期间，我恰巧接到保罗·奥夫特博士编著的 *THE CUTTER INCIDENT: How America's First Polio Vaccine Led to the Growing Vaccine Crisis* 的翻译任务。保罗·奥夫特博士是美国宾州大学医学院教授、传染病学家和疫苗专家。本书如同一部充满紧张感和神秘感的小说，语言通俗易懂，技术细节满满，奥夫特博士将历史、技术、医学谜题和法律线索浓缩成清晰、简洁的故事，既引人入胜，又发人深省。

本书可以看作是科学家乔纳斯·索尔克的传记。他是第一位研究出可控制和可复制的灭活脊髓灰质炎病毒方法的人，其提出的直线灭活理论至今仍被用于确定灭活脊髓灰质炎病毒的时间。此外，他还第一次提出对灭活病毒进行渐进式过滤，在疫苗研制理论和技术方面取得了重要突破。在通过脊髓灰质炎疫苗现场试验后，他犹如明星般闪耀，受到大众的追捧和赞扬；而在"卡特事件"后，他本人及其研发的疫苗又受到普通民众和其他科学家的质疑。然而，他始终坚持着自己心中的科学信念，孜孜不倦地开展科学研究，表现出无与伦比的独立性和创新性。

通过本书，读者可以了解脊髓灰质炎疫苗是如何被一步步研制出来的。从发现脊髓灰质炎病毒有多少分型，到这种病毒如何从一个人传染另一人；从明白脊髓灰质炎病毒如何在细胞培养基中繁殖，到如何用化学方法将其灭活；从知晓哪种脊髓灰质炎病毒株最适合诱导产生抗体，到脊髓灰质炎疫苗的开发及现场试验……每一步都展现了人类与疾病对抗的真实历程，让更多人了解疫苗是如何问世并得以应用的，以及疫苗是如何拯救无数人的生命又面临着怎样的挑战。

通过本书，你可以看到疫苗这一特殊生物制品是如何加强监管的。不幸的是，脊髓灰质炎疫苗大批量生产、接种后，发生了"卡特事件"。卡特制药公司是当年索尔克疫苗的生产厂家之一。卡特制药公司生产的脊髓灰质炎疫苗导致了一场悲剧，这是美国历史上最严重的生物安全事故之一。由于病毒灭活后，过滤工艺不完善，导致少量活病毒残留，造成7万人罹患接种性脊髓灰质炎，200人永久瘫痪，10人死亡。当时的"卡特事件"打破了科学无懈可击的神话，动摇了人们对疫苗的信心，也促使美国政府加强了对疫苗的有效监管。美国政府成立了新的疫苗监管部门，增加了专职人员来监管疫苗的开发和生产。疫苗需要经过数千次测试，以确保它们所含成分无误；在获得许可之前，对数以万计的人进行测试，以确保疫苗的安全性和有效性；疫苗在获得许可后发放给数百万人接种，同时还要非常仔细地进行观察，以确保疫苗不会引起任何罕见的不良反应。正是在"卡特事件"的推动下，美国政府完善了对疫苗监管的措施，相比于其他儿童药品（包括抗生素、咳嗽和感冒药），疫苗具有更高的安全标准。

通过本书，你还可以找到目前全球疫苗供应危机日益严重的原因。为了确保类似"卡特事件"的情况不再发生，美国法院对存在过错的制药公司作出严厉裁决。这一"无过错责任"的法律是基于应由制药公司对其产品造成的伤害予以赔偿的先例，因为制药公司可以通过提高产品价格来支付增加的保险费用。然而，虽然裁决的本意是保护患者，但责任法的改革却成为律师牟利的契机，制药公司面临大量诉讼并为此支付大额费用。他们开始重新审视研制疫苗的商业风险，越来越多的制药公司离开了疫苗行业，这一"无过错责任"的法律先例最终抑制了已获许可的疫苗生产，也阻止了有望预防其他致命疾病的新疫苗的开发。之后美国政府通过了《国家儿童疫苗伤残法案》并提出了"美国国家疫苗伤害赔偿计划"，从立法层面上建立了一套能够同时保护疫苗生产方和消费方的机制，帮助疫苗市场健康有序发展。

在人类与疾病的抗争史中，疫苗扮演着举足轻重的角色，取得了有目共睹的成功，拯救了无数生命。疫苗是一种典型的公共产品，具有明显的外部性，需要政府加以监管以确保疫苗供给效率和生产质量。然而，疫苗也是一种生物制品，医疗进步需要反复试验。就像药品或医疗器械，生物制品很少能够既完全有效又完全无害。在与疾病抗争中，人类需要不断研究、不断改进、不断试错和不断发展，不能因为层出不穷的问题而停滞发展的脚步。正如我们所见，每个疫苗成功案例都伴随着人们对它的质疑，安全性和有效性是疫苗的永恒主题。

希望通过阅读本书，读者能够对疫苗与疾病、疫苗与科学、疫苗与法律、疫苗与人性有更深入的思考与启发。

生命至上，健康至上。

上海市疾病预防控制中心　陈健

目　录

Prologue

开　篇

今天，人们的寿命远比过去更长，20 世纪美国人的人均寿命增加了 30 年。寿命的增加大部分归功于抗生素的使用、更干净的饮用水、更卫生的生活条件、更安全的工作场所、更好的营养、更安全的食物、安全带的使用和吸烟的减少。然而，没有任何一项进步比疫苗对人类健康的影响更大。在疫苗出现前，美国每年约有 400 万儿童感染麻疹，其中 3000 人因此疾病死亡；白喉导致 15 000 人死亡，其中大部分是青少年；风疹导致 20 000 名婴儿出生时失明、失聪或智障；百日咳导致 8000 名儿童死亡，其中大多数不足 1 岁；小儿麻痹症导致 15 000 名儿童永久瘫痪和 1000 名儿童死亡。疫苗的研发和使用完全或近乎消除了以上大部分疾病。造成约 5 亿人死亡的天花也已被疫苗根除。

尽管疫苗在保护人类健康方面获得了巨大成功，但疫苗供应却陷入了困境。目前在美国只有 4 家公司生产疫苗，其中 2 家已经大幅削减了疫苗研究项目，从而导致了一系列的疫苗短缺，有些新疫苗可能永远都无法研发出来。最近的不少例子也提示了非常糟糕的情况。1998年破伤风疫苗供不应求，只有在急诊室才能使用。自2000年以来，一种能够预防肺炎球菌引起的严重肺炎、血液感染和儿童脑膜炎的疫苗只能断断续续地供应。当疫苗短缺时，父母只能希望自己的孩子不要成为成千上万因肺炎球菌感染而受到伤害或死亡的人群中的一员。

2003—2004年的流感大流行比往常开始得更早，这导致对流感疫苗的需求大大超过供应。此次流感大流行导致26 000人死亡，其中包括152名儿童。2004—2005年，情况进一步恶化，美国的流感疫苗比上一年度减少了3000万剂。

自1998年以来，儿童常规接种的12种疫苗中有9种严重短缺，造成疫苗接种的延误，有些儿童甚至再也没有机会接种这些疫苗。

制药公司为什么要放弃疫苗？部分原因可能源于50年前发生的一件几乎已经被遗忘的事件。当时北加州的一家小型制药公司研发了一种疫苗，这个疫苗导致了一场影响成千上万人的流行病。这是美国历史上最严重的生物安全事故之一，打破了科学无懈可击的神话，也摧毁了人们对疫苗的信心。因此，陪审团对该制药公司作出了严厉裁决，以确保此类事件不再发生。更具讽刺意味的是，这一法律案例直接导致了部分制药公司放弃生产疫苗，并减少了新疫苗的研发。

Introduction
引　子

我以为是她的马尾辫绑得太紧了。

——约瑟芬·戈茨丹克
（Josephine Gottsdanker）

1955 年 4 月 18 日星期一的下午，约瑟芬·戈茨丹克开车送她 5 岁的女儿安妮和 10 岁的儿子杰瑞去看儿科医生。接受过高等教育的约瑟芬戴着眼镜，严肃且认真。几天前，她观看了电视节目"现在就看"（*See It Now*）。在该节目中，哥伦比亚广播公司（CBS）新闻记者爱德华·R. 默罗（Edward R. Murrow）采访了刚刚研制出脊髓灰质炎疫苗的科学家乔纳斯·索尔克。看过节目后，约瑟芬想要给她的孩子们接种这个疫苗。在医生办公室里，她看着护士从冰箱里拿出一小瓶疫苗，将疫苗吸入一个经过严格消毒的玻璃注射器里，然后再注射到安妮右侧大腿上部的肌肉里。几分钟后，又对她的儿子重复了这一过程。

夏天快到了，像20世纪50年代的大多数美国母亲一样，约瑟芬很害怕。她害怕其他孩子，害怕游泳池、喷泉、城市街道、休闲营地和邻居的房子。她担心夏天的时候，她的孩子会成为每年因脊髓灰质炎而死亡的成千上万人中的一员。

脊髓灰质炎造成的悲剧是残酷无情的。"那是一种悲伤、恐惧、愤怒而又无助的氛围，"一位在匹兹堡（Pittsburgh）医院病房工作的护士回忆道，"这很可怕。我记得有个高中男生哭了，他完全瘫痪了，甚至想要自己动手了结生命都做不到。我记得有位瘫痪的孕妇在铁肺中生下了一个正常的孩子。"一位女士，她的母亲是亚利桑那州凤凰城（Phoenix，Arizona）的脊髓灰质炎患者。她回忆着她母亲住院的第一个晚上，病毒肆虐她全身，使她的肌肉一块一块地坏死，令她如同火烧般疼痛。医生对其实施了紧急气管切开术，以免她窒息。她的咽喉肌肉毫无作用，她无法自主呼吸、咳嗽或吞咽。"那是1943年，"一名前露营者回忆道，"我们当时在纽约州的舒伦湖（Schroon lake）参加一个名为爱德沃尔德（Idylwold）的男孩夏令营。那年夏天，有4个男孩患上了脊髓灰质炎。有一天，我们找不到我们的首席顾问比尔·莉莉（Bill Lilly）了，那些孩子的事让他很难过。

警察来了，他们在湖四周搜索之后，发现比尔已经吊死在一棵树上了。警察告诉我们时，我们都挤在湖滨周围。我永远都不会忘记那一幕。"

1955 年 4 月 22 日，在孩子们接种疫苗 4 天后，约瑟芬带着孩子们从加州圣巴巴拉（Santa Barbara, California）开车到加州靠近墨西哥边境的卡莱克西科（Calexico）小镇看望她的父母和亲戚，整个旅途很顺利。然而 4 月 26 日下午，在从卡莱克西科（Calexico）回来的路上，约瑟芬注意到她的女儿有些不对劲。"我们在一个小村镇停下来，打算喝咖啡、吃冰淇淋，她说她的头很痛。我以为是她的马尾辫绑得太紧了。当时在我看来，这只是孩子不经意的抱怨。然而，之后她就在车里呕吐了。我们带她去了县医院。那时，她大腿的上半部分已经无法活动了，然后大腿下半部分也渐渐无法活动。"

安妮说："我记得爸爸把我从车里抱出来，抱到医院路边。""我的腿动不了了，我完全瘫痪了。我不知道发生了什么，当时我太小了，都不知道害怕。"尽管接种了索尔克的疫苗，安妮还是感染了脊髓灰质炎。杰瑞和他妹妹同时使用同一瓶疫苗接种，但他却没事。

安妮并不是唯一一个发病的孩子，在接种索尔克的疫苗后，约 40 000 名儿童出现了头痛、颈部僵硬、肌肉无力和发热等症状，约有 200 人终身严重瘫痪，有 10 人死亡。这些儿童大多生活在加州和爱达荷州（Idaho）。其他脊髓灰质炎患者通常是腿部瘫痪，而他们却大多是手臂瘫痪。虽然离脊髓灰质炎的易发病季节还有几个月，但这些孩子们还是患上了该病，接种了索尔克疫苗的儿童甚至还会将脊髓灰质炎传染给其他人。

　　1955 年春天的脊髓灰质炎大暴发第一次引起了国

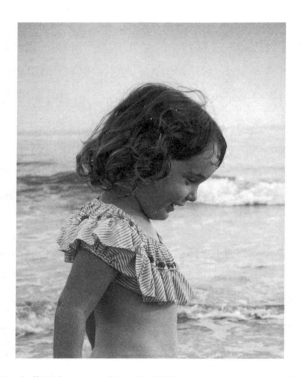

安妮·戈茨丹克，1953 年 9 月（照片由 Anne Gottsdanker 提供）

家层面对这起医疗紧急事件的关注和反应，从而导致几名高级公共卫生官员被解雇，美国联邦政府也开始对疫苗进行监管，并引发了一场法院诉讼。这场诉讼的判决最终影响到所有疫苗的研发和上市。乔治亚州亚特兰大市（Atlanta，Georgia）传染病中心主任亚历山大·朗缪尔（Alexander Langmuir）最先意识到究竟发生了什么。疫情暴发后的几天内，朗缪尔就给这场灾难起了个名字——卡特事件。

Little White Coffins
第 1 章　白色小棺材

门前停了三辆小灵车。她所有的孩子都死了。

——纽约市社会工作者

1916 年 7 月 27 日

1916 年 6 月 6 日，纽约市卫生部（New York Health Department）收到了两名儿童，即约翰·帕马里斯（John Pamaris）和阿曼达·舒乔（Armanda Schuccjio）的发病报告。两人都突然发高热，躯体麻痹。2 天后，卫生部门又收到了另外 4 名儿童出现相同症状的报告。这 6 名患脊髓灰质炎的儿童都不满 8 岁，住在布鲁克林（Brooklyn），都是意大利移民的孩子。到周末，病例已经从 6 例增加到 33 例；到第 2 周，又从 33 例增加到 150 例。疾病很快就从布鲁克林（Brooklyn）蔓延到纽约市的所有五个行政区。

负责此次疫情控制的是黑文·爱默生（Haven Emerson），

他 1 年前刚被任命为纽约市卫生部负责人。爱默生体型高大，身材瘦削，头发稀疏，留着小胡子，对公共卫生工作充满热情。他相信严格的防控措施将有效阻止脊髓灰质炎的传播。

据爱默生了解，美国从未发生过大规模的脊髓灰质炎疫情。早在 15 世纪，美国就有零星的脊髓灰质炎病例发生，到了 19 世纪末和 20 世纪初，小规模的疫情也曾发生在佛蒙特州的奥特溪（Otter Creek，Vermont）、宾夕法尼亚州的费城（Philadelphia，Pennsylvania）、路易斯安那州的西费利西亚纳（West Feliciana，Louisiana）和马萨诸塞州的波士顿（Boston，Massachusetts）。美国这些既往的散发或小规模的脊髓灰质炎病例，不足以让爱默生为这个夏天发生在费城的新疫情做足准备。

爱默生的策略是双管齐下，一是优化卫生条件，二是对疑似病例进行隔离。他推断脊髓灰质炎是一种严重的传染病，隔离可以减少传播（"隔离"这个词最早起源于意大利语，为"四十"的意思，最初是那些被怀疑携带瘟疫的旅客们所在的船只，在旅客下船上岸之前，需要在港口被隔离 40 天）。爱默生认为脊髓灰质炎和其他传染性疾病一样，更容易在供水和排污系统不良的社区传播。他宣布了自己的防控策略："只要一户人家出现 1 例脊髓灰质炎，就需要张贴海报告知，全家均需隔离；窗户要装上纱窗，床单要消毒，护士们在照料完患者后要立即更换衣服；家养的宠物不允许进入患者的房间。"爱默生采用这种方法隔离了成千上万的儿童，许多家长又加强了各自的隔离措施。一位社会工作者回忆说："有的地方的窗户不仅是关着的，就连缝隙也用抹布塞住了，人们认为这样病毒就不能从外面进去。孩子们不穿衣服，整个人又湿又热，看上去就像在油里浸过一样，苍蝇都黏在他们身上。"

当时很少有公寓能满足居家隔离的要求，即需要一个单人厕所、单独的餐具和一个私人护士。最终结果就是那些经济条件较差家庭的儿童，被送到了医院隔离。1916年8月25日，一篇《纽约日报》（*New York Journal*）的文章这样报道：住在布鲁克林第64街365号的珍妮·达斯诺特（Jennie Dasnoit）太太今天经历了一场离奇的脊髓灰质炎隔离事件。当时她正在家里照料她的小侄子，三名警察强行闯入她家，破门进入卧室，拔出左轮手枪，协助救护车上的医生带走了她的小侄子。这个孩子是达斯诺特太太已故姐姐的儿子，他才2岁，是一个疑似脊髓灰质炎患者。孩子目前住在布鲁克林金斯顿大道（Kingston Avenue Hospital，Brooklyn）的医院里，尚未被确诊为脊髓灰质炎。

达斯诺特太太回忆说，警察弄破了她一楼的纱窗，闯进了房间，她正抱着孩子站在那里。她抱怨说："警察当时就把左轮手枪拔出来了。"

　　达斯诺特太太的尖叫声引来了邻居，在邻居们进来之前，两个警察抓住她，第三个警察就把孩子抢了过去，并从窗户中递给了外面的医生。

　　家长们于是对官方的粗暴行为开始反击。布鲁克林弗拉特布什第 91 公立学校（Public School 91 in Flatbush）的护士安娜·亨利（Anna Henry）向警方报告她收到一封血书，上面写着："如果你再向卫生局报告我们小孩的情况，我们会杀了你，而且没人会知道发生了什么。请

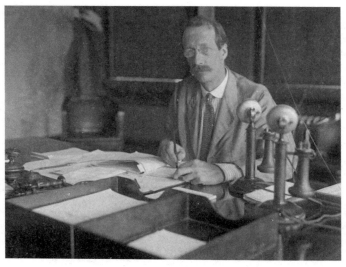

黑文·爱默生，纽约市卫生负责人，1916 年 7 月［图片由贝特曼（Bettmann）档案馆提供］

离我们的街道远点，不要报告我们家的情况，这样我们就不会伤害你。"在信尾，还画了一个骷髅的图案，并写道："我们会像杀一条狗一样把你给杀了。"安娜·亨利后来只能在警察的保护下上下班。

爱默生认为，这次疫情的起源是从意大利移民到布鲁克林的 90 名 10 岁以下儿童。他们是第一批被感染的，因为他们穷，生活条件欠佳。爱默生希望居民们能多给孩子洗澡，修理好他们的厕所、院子、地下室和水管。他要求市政部门提供清洁的生活用水，并及时清运垃圾，让居民远离苍蝇。按照爱默生制订的卫生规范，每天都

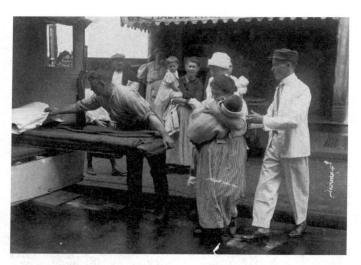

卫生人员准备救护车，母亲抱着孩子（1916 年，纽约）。官方不顾父母们的反对，把那些经济条件较差的家庭的孩子送往医院隔离（图片由贝特曼档案馆提供）

有违规的清洁工或业主被罚款或监禁，每天需要用 400 万加仑（约 1514 万升）的水冲洗街道，社工每天需要捕杀 300～450 只猫狗。尽管采取了这些措施，仍然不断有孩子被感染，1916 年 6 月 24 日的那个星期，又有 233 名儿童感染了脊髓灰质炎。

6 月 30 日，爱默生说："我们相信良好的卫生措施将有效控制此次疫情。"7 月 4 日，他敦促父母让自己的孩子远离其他人。7 月 5 日，所有影院禁止 6 岁以下儿童进入。3 天后，嘉年华活动、游行、野餐和郊游都纷纷被叫停，街道空无一人。然而在接下来的 1 周里，又有 700 例脊髓灰质炎的新发病例和 170 例死亡病例。疫情仍在继续。

7 月 8 日，在《纽约医学杂志》（*New York Medical Journal*）的一篇社论报道："瘟疫似乎已经达到了一个高峰，将迎来拐点。"然而疫情并没有减缓，在 8 月 5 日的 1 周，新增脊髓灰质炎病例 1200 例，死亡病例 370 例。罗伯特·吉尔福伊（Robert Guilfoy）博士曾在 7 月宣称每 2.5 小时就有一个孩子死于脊髓灰质炎，而到 8 月初变成了每 26 分钟就有一个孩子死于脊髓灰质炎。到 8 月中旬，脊髓灰质炎已经导致 5500 人瘫痪，1500 人死亡。

美国联邦当局采取一切措施控制疫情，规定没有许可，任何孩子不得离开纽约市。纽约城外的居民也因为

013

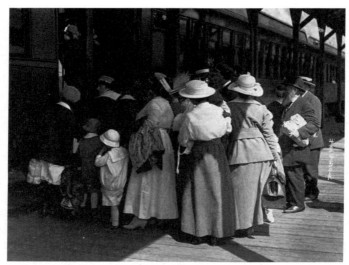

1916年，居民们纷纷逃离纽约市（图片由贝特曼档案馆提供）

害怕纽约市人口流入而感到恐慌。在纽约长岛亨廷顿镇（Huntington，Long Island），一个自发组织的有 500 名成员的"公民委员会"到镇上的每一个家庭搜寻脊髓灰质炎的疑似病例。长岛格伦科夫（Glen Cove，Long Island）的居民，在得知有 7 名脊髓灰质炎患者到来之后，威胁要杀死卫生官员并烧毁医院。在新泽西州霍博肯（Hoboken，New Jersey），警察守护着进入城市的每个入口，不放过任何一个人。在枪口的威胁下，两名警察迫使一家七口回去。这个家庭已经放弃了在布鲁克林的家，打算搬到霍博肯来。

被孤立又急需治疗的纽约市民尝试了一切"治疗"手段。他们吃猫薄荷、黄芪、凤仙花、蚯蚓油、黑莓白兰地、青蛙的血、蛇肉或马肉。由于谣传牛血有治疗的神奇魔力，于是父母们就带着桶，脖子上挂着由胡椒、大蒜、樟脑和洋葱串成的"护身符"，出现在东区的屠宰场，等着收取牛血。有位前州议员贩卖用雪松木刨花制作的牌子，上面刻着"保护孩子免受死亡，让细菌和昆虫远离受害者"，人们认为把牌子戴在脖子上可以辟邪。还有一人在贩卖含有黄樟和酒精的液体，宣称可以用于治疗脊髓灰质炎。这两个人都因造假被判入狱 30 天。

医生们也是同样的绝望，他们把肾上腺素或人类新鲜唾液注入患儿脊髓液中，或者从被感染的患者身上抽出脊髓液并注入皮下。一个叫乔治·雷塔纳（George Retan）的医生号称他通过在小孩背上抽出脊髓液，同时在静脉中输入大剂量的生理盐水，取得了治疗脊髓灰质炎的惊人进展。雷塔纳解释说，他的技术可以把神经系统的毒液给洗出来。而当这个技术被广泛运用后，人们发现它致死的患者要比拯救的患者还要多，于是医生们很快就放弃了这种疗法。

在 8 月的最后 3 周，脊髓灰质炎共导致 3500 人瘫痪，900 人死亡。通常情况下，脊髓灰质炎的死亡率为 1/5，但在 1916 年纽约的夏天，这里的脊髓灰质炎死亡率高达 27%，其原因不明。纽约市脊髓灰质炎流行 2 年后，美国因流感死亡人数高达 675 000 人，比在两次世界大战和越南战争中死亡的美国人总数还要多。虽然流感的死亡人数远远超过脊髓灰质炎的死亡人数，但脊髓灰质炎在许多方面对患者更具破坏性。感染流感后，患者要么死于肺炎，要么恢复，但因脊髓灰质炎而瘫痪的儿童很少能恢复。小孩伸出枯槁的手臂，艰难地用拐杖走路，无助地躺在那儿借助呼吸机（也叫"铁肺"）呼吸，这些画面总是持久而残酷地提醒着我们那场灾难性的疫情。

直到 1916 年 9 月下旬，新发脊髓灰质炎病例数总算开始下降，纽约市的学校也重新开放。脊髓灰质炎疫情共导致超过 9000 人瘫痪、2400 人死亡，大多数是不到 10 岁的儿童。这是有史以来规模最大的脊髓灰质炎流行。

1 年后，纽约市卫生部门的报告称，现在全世界关于脊髓灰质炎的知识，是基于所有医学文献里记载的小样本尸检报告，而这个小样本的样本量比去年夏天一家医院的脊髓灰质炎病死儿童数还要少。

几个月后，爱默生承认："没有充分证据证明我们所采取的保护和预防措施是有效的。"爱默生错误地认为通过隔离受感染儿童和加强卫生措施，就可以控制脊髓灰质炎的传播，但是脊髓灰质炎不同于其他传染病。

纽约市民不知道是什么导致了脊髓灰质炎。他们怪罪鱼、牛奶、跳蚤、老鼠、猫、马、蚊子、鸡、巴氏杀菌牛奶、无线电、电波、烟草、汽车尾气、医生的胡子、街头手风琴师携带的猴子和来自欧洲排放的毒气。他们指责家长给孩子挠痒，怪罪毒蜘蛛把毒液注入香蕉。大多数纽约市民不知道的是，其实脊髓灰质炎的致病原因早就被发现了。

1908 年 11 月 18 日，即纽约市脊髓灰质炎疫情暴发前 8 年，奥地利维也纳的一名叫卡尔·兰德斯坦纳（Karl Landsteiner）的医生发现了脊髓灰质炎的病因。兰德斯坦纳是位个性鲜明、独来独往的男子，他把自己母亲的骷髅挂在墙上，在其母骷髅的"注目"下，对一名死于脊髓灰质炎的 9 岁维也纳男孩进行了尸检。他摘下男孩的脊髓，将其碾碎，并将其注射到两只猴子体内。很快，两只猴子都瘫痪了。当兰德斯坦纳抽取病猴的脊髓，切成病理切片，在显微镜下观察，他发现，病猴的脊髓病变与脊髓灰质炎病死儿童的脊髓是一模一样的。兰德斯坦纳认为脊髓灰质炎是由病毒引起的，病毒存在于男孩的脊髓里。

在兰德斯坦纳的这个发现 3 年之后，在该州细菌研究所（State Bacteriological Insitute）工作的瑞典人卡尔·克林（Carl Kling）进一步发现了脊髓灰质炎病毒是如何传播的。在瑞典脊髓灰质炎暴发期间，克林检查了死于脊髓灰质炎的 14 名患儿的心脏、肺脏、脊髓、咽喉和肠道。他首先重复了兰德斯坦纳的操作，把碾碎的患儿脊髓注入猴子体内，猴子也出现瘫痪症状，当然那已经不是什么惊人的发现。但克林发现将那些从咽喉、气管和肠道中提取出来的体液注入猴子体内后，也可以导致猴子瘫痪。他推断，脊髓灰质炎病毒传播途径可能通过唾液或肠道。克林研究发现，脊髓灰质炎有一系列的症状，包括喉咙痛和发热（轻型脊髓灰质炎），脖子僵硬、轻度瘫痪和头痛（顿挫型脊髓灰质炎），胳膊和腿的永久性瘫痪（麻痹型脊髓灰质炎），以及呼吸肌瘫痪（延髓型脊髓灰质炎）。克林同时发现，在某些情况下可能没有任何症状（无症状型脊髓灰质炎）。克林的观察解释了为什么爱默生的措施无法阻止纽约的脊髓灰质炎的传播，因为爱默生只隔离了有症状的患者，而大部分传播脊髓灰质炎病毒的人是没有症状的（即为无症状脊髓灰质炎患者）。

下一个重要的发现来自于纽约洛克菲勒（Rockefeller）医学研究所的主任西蒙·弗莱克斯纳（Simon Flexner），他的研究为脊髓灰质炎的预防提供了一线希望。弗莱克斯纳从脊髓灰质炎康复的病猴身上抽出血液，分离出血清，随后他给猴子接种血清和感染了脊髓灰质炎病毒脊髓的混合物。正常情况下，猴子接种这种脊髓后会感染脊髓灰质炎。但出乎弗莱克斯纳的意料，加入血清后，猴子没有被感染脊髓灰质炎。弗莱克斯纳认为，他发现受感染动物血清中存在"杀菌物质"，而今天我们把它称之为"抗体"。

在弗莱克斯纳发现脊髓灰质炎抗体30年后，巴尔的摩（Baltimore）约翰斯·霍普金斯大学医院（Johns Hopkins Hospital）的研究小组发现了更多脊髓灰质炎的秘密。他们认为，脊髓灰质炎病毒进入人体是通过口腔，然后进入肠道，最后进入血液。他们发现，正如卡尔·克林所言，大部分脏器和血液里携带脊髓灰质炎病毒的人是不会出现脊髓灰质炎症状的。但其中有些人（可以是低至1/150感染者）的脊髓灰质炎病毒会从血液侵入到脊髓，进入脊髓细胞，并复制出更多的脊髓灰质炎病毒。病毒在复制的过程中，摧毁了脊髓组织，造成瘫痪。约翰斯·霍普金斯大学的研究表明，因为脊髓灰质炎病毒经由血液到达脊髓，因此，如果研究人员可以找到一种方法，让脊髓灰质炎抗体进入血液，抗体可以在病毒侵入脊髓之前与脊髓灰质炎病毒结合，那么病毒将失去效力。

为了了解脊髓灰质炎是什么以及它是如何传播的，兰德斯坦纳大学、克林大学、弗莱克斯纳大学和约翰斯·霍普金斯大学的研究人员都开展了以猴子为研究对象的实验，这导致研究经费昂贵、危险且进展缓慢。但这些猴子实验，为首次脊髓灰质炎疫苗的研发铺平了道路。

到 1900 年初，人们又发现了一个很明显的现象，就是感染了脊髓灰质炎的人通常不会二次感染。所以脊髓灰质炎研究人员明确了目标，即找到一种方法，既能诱导免疫反应，又不引起疾病。第一个试图研制脊髓灰质炎疫苗的是费城（Philadelphia）的约翰・柯尔默（John Kolmer）和纽约的莫里斯・布罗迪（Maurice Brodie）。在 1934—1935 年，柯尔默和布罗迪给 17 000 名儿童接种疫苗。在柯尔默和布罗迪研制疫苗的同时，另外三种疫苗的研制也取得了重大进展。每种疫苗使用的是不同的策略，但所有方法都基于相同的概念，即去除病毒的致病性，且保留其诱导抗体的能力。

人类的第一个传染病疫苗是英格兰西南部的一个乡村医生爱德华・詹纳（Edward Jenner）在 17 世纪末发现的，目的是为了防止世界最具传染性的致命疾病——天花。在詹纳的时代，因天花致死的人数比因其他所有传染病致死人数的总和还要多。在 18 世纪，天花每年造成 40 万人死亡。感染天花后幸存者中，有 30% 的人失明，几乎所有人会毁容。

詹纳的第六个儿子斯蒂芬・詹纳（Stephan Jenner）是伯克利（Berkeley）的牧师，师从著名外科医生约翰·亨特（John Hunter）。毕业后他拒绝了伦敦的高薪职位，回到家乡附近布里斯托尔（Bristol）与当地农民和商人一起工作。1770 年，当地暴发了天花，一个挤牛奶的女工来找詹纳博士，说她因为已经感染了"牛痘"，所以不会感染天花。感染天花的奶牛的乳房上会长水疱，而那些挤奶工也会在手上长一样的水疱。一个挤奶女工推断，"牛痘"保护她免于感染天花，这也是许多当地农民的共识。

1796 年 5 月 14 日，在布里斯托尔的一个小木屋外，爱德华·詹纳亲自验证了挤奶女工的理论。他给一个年轻男孩接种"牛痘"，"牛痘"来自于一个挤奶女工手上的水疱。为了验证效果，詹纳后来又给男孩接种了一个天花感染者身上水疱的痂皮，这个小男孩奇迹般地活了下来。

1798 年 6 月，詹纳为自己的发现激动不已，并写了一篇论文，题为《天花疫苗的原理和效果调查》。"牛痘"（variolae vaccinae）[这个词字面意思是"牛的痘"，后来缩写为"疫苗"（vaccination）]立即引起了多方关注，詹纳的发现也被翻译成 6 种语言，这使得他的疫苗接种技术得以在世界各地使用。天花这种杀死了数以百万计人的疾病，到 1977 年已经从地球上消失了。

世界第二个疫苗是由路易斯·巴斯德（Louis Pasteur）

研制的，用于预防狂犬病。狂犬病是通过感染了狂犬病毒的动物伤人后传播至人的。人们害怕狂犬病，因为它导致的症状让人惨不忍睹，而且病死率达100%。与脊髓灰质炎病毒一样，狂犬病毒也感染脊髓，因此巴斯德从死于狂犬病的人身上抽出脊髓，碾碎，并将其注射到兔子体内。所有的兔子都感染了狂犬病并死亡。然而，当巴斯德把受感染的脊髓经干燥处理后，再注入兔子体内，兔子没死，进而推断狂犬病毒对干燥很敏感。

　　1885年7月6日，巴斯德有了机会测试自己的疫苗。几天前，一条疯狗咬伤一位名为约瑟夫·迈斯特（Joseph Meister）的9岁男孩。男孩的母亲恳求巴斯德救救儿子。巴斯德给男孩注射经干燥处理15天的受感染兔脊髓。在接下来的10天，他又给迈斯特连续接种12次，每次接种感染兔脊髓的干燥程度对比上一次要低一些。最后男孩奇迹般地活了下来。后来他在巴黎巴斯德研究所做门卫，并活到了1940年。

　　在詹纳研制出天花疫苗的120年后，也就是巴斯德研制出狂犬病疫苗的40年后，马克斯·泰勒（Max Theiler）和雨果·史密斯（Hugo Smith）研制出了世界上第三种疫苗。它能预防黄热病，这是一种损害肝脏并导致黄疸的疾病。黄热病病毒同时还侵袭心脏和肾脏，会导致约50%感染者死亡。因为这种病毒会引起严重的内出血，所以被称为病毒性出血热。在 18 世纪和 19 世纪，黄热病在美国通常会导致患者死亡。18 世纪末在费城暴发的黄热病疫情夺去了该市 10% 的居民的生命，19 世纪中期在新奥尔良（New Orleans）暴发的黄热病疫情夺去了 30% 市民的生命。它所造成的恐惧可以等同于今天人们对另一种出血热病毒——埃博拉病毒的反应。

20 世纪 30 年代中期，马克斯·泰勒和雨果·史密斯在纽约洛克菲勒（Rockefeller）研究所工作，他们通过在鸡蛋中连续培养病毒，制造出了黄热病疫苗。当病毒从一个鸡蛋传代到下一个鸡蛋，依次传播 200 次之后，他们发现病毒毒性下降，已不再致疾病，泰勒和史密斯利用这种方法成功地削弱了黄热病病毒的毒力。20 世纪 30 年代末，泰勒和史密斯为超过 50 万巴西人接种了他们的疫苗，巴西的黄热病疫情得以消退。马克斯·泰勒因其在黄热病疫苗方面的贡献，获得了 1951 年的诺贝尔生理学或医学奖。泰勒一直为雨果·史密斯没有被同时提名和分享诺贝尔生理学或医学奖而感到遗憾。

三种不同的策略成功地制造了三种不同的病毒疫苗。为了制造脊髓灰质炎疫苗，柯尔默和布罗迪本可以像詹纳一样选择使用一种非人类病毒（即牛痘）来预防一种人类病毒（即天花），但脊髓灰质炎病毒只对人类致病。他们也可以使用巴斯德的干燥病毒方法来减毒，但脊髓

023

灰质炎病毒对干燥不敏感。或者他们可以利用泰勒和史密斯的办法，通过连续在鸡蛋中传代培养脊髓灰质炎病毒来削弱病毒毒力，但脊髓灰质炎病毒在鸡蛋中并不能生长繁殖。所以柯尔默和布罗迪必须另辟蹊径。

　　约翰·柯尔默是一个"安静、谦逊、认真的小个子男人"，他于 1908 年毕业于宾夕法尼亚大学医学院（University of Pennsylvania School of Medicine）。许多当医生的都知道，柯尔默发明了梅毒血液测试（称为柯尔默测试）。但媒体和公众知道柯尔默，更是因为他是试图挽救美国前总统卡尔文·柯立芝（Calvin Coolidge）的儿子——小卡尔文（Calvin Jr.）生命的医生。

　　1924 年 6 月 30 日下午，16 岁的小卡尔文·柯立芝(Calvin Coolidge）和他的兄弟约翰跟两位白宫的医生打了几场网球。因为他穿网球鞋时没穿袜子，小卡尔文的右脚很快就起了水疱。水疱被一种叫作葡萄球菌的细菌感染了，几天后，小卡尔文出现高热、发冷、呼吸困难的症状。他恳求父亲救救他。柯立芝总统于是打电话给全国最好的微生物学家约翰·柯尔默。柯尔默给小卡尔文注射了一种抗葡萄球菌毒素的血清，这种制剂是通过对马注射细菌后抽取马的血液，并收集血清而制成的。可惜这次抗毒素并没有起作用，小卡尔文还是去世了。柯立芝后来回忆说："当儿子走的时候，总统的权力和荣耀也随之而去了。我不知道为什么入主白宫要付出这样的代价。"

1932 年，在费城发生了一场严重的脊髓灰质炎疫情之后，约翰·柯尔默将注意力转向了脊髓灰质炎疫苗的研制。他觉得最好的办法是找到一种能削弱病毒但又不杀死病毒的化学物质。在尝试了许多不同的药剂后，他选定了蓖麻油酸盐，即一种在蓖麻油中发现的物质。为了准备他的疫苗，柯尔默从感染了脊髓灰质炎的猴子身上取脊髓，磨碎，在盐水溶液中悬浮，通过细网过滤，然后用蓖麻油酸盐处理 15 天。在给他 11 岁的儿子、15 岁的儿子、他的助手安娜·鲁尔（Anna Rule）和 25 名从各种疾病中康复的儿童注射该疫苗后，约翰·柯尔默宣布他的疫苗是安全的。

1934 年秋天，柯尔默开始给 1 万多名儿童注射他的疫苗。因为一只猴子的脊髓大约只能生产 40 剂疫苗，加之这项研究的规模，为此而死亡的猴子数量是惊人的。

与柯尔默不同，莫里斯·布罗迪（Maurice Brodie）刚刚开始他在医学和科学领域的生涯。布罗迪充满活力、乐观且勤奋。他通过甲醛处理瘫痪猴子的脊髓 12 天来制备疫苗。布罗迪认为甲醛不同于柯尔默的蓖麻油酸盐，它能有效地灭活脊髓灰质炎病毒，而被杀死的病毒仍然能诱发脊髓灰质炎抗体。1934 年夏天，在纽约大学和纽约市卫生局找到工作后，布罗迪给自己及其 5 名同事接种了他的疫苗。布罗迪表示，"很明显，接种疫苗是完全安全的。"此后，他继续给 12 名儿童接种了疫苗，发现他们产生了脊髓灰质炎抗体，但没有得脊髓灰质炎。布罗迪深信他的疫苗是有效和安全的。在接下来的 1 年里，他为 7000 名儿童接种了他用甲醛处理法制备的脊髓灰炎疫苗。

1935 年 11 月，在密苏里州圣路易斯（St. Louis, Missouri）一个清爽的早晨，数百名医生、科学家和公共卫生官员挤进了美国公共卫生协会的会议室，聆听约翰·柯尔默和莫里斯·布罗迪报告他们的结果。与会人员中最重要的人物是托马斯·里弗斯（Thomas Rivers），他是洛克菲勒研究所病毒研究实验室的负责人，他身材矮小、性格直率，自称是"来自乔治亚州（Georgia）的乡下小伙"。在美国，里弗斯单枪匹马将病毒学建立成一个独立研究领域。到 1935 年，洛克菲勒研究所已成为美国的病毒研究中心。几乎所有从事病毒学研究的人都在托马斯·里弗斯的实验室培训过。

柯尔默首先发言。他说，自 1935 年 4 月以来，他的三剂疫苗已经给 36 个州和加拿大的 1 万名儿童接种。不幸的是，柯尔默没有对照组（即未接种疫苗的儿童）来进行比较，所以几乎无法判断他的疫苗是否有效。更糟糕的是，有几个孩子在注射了柯尔默的疫苗后不久就罹患了脊髓灰质炎。新泽西州纽瓦克市（Newark，New Jersey）的 5 岁女孩莎莉·古滕贝格（Sally Gittenberg）于 7 月 3 日接种了一剂柯尔默疫苗；7 月 15 日，她出现发热、头痛、颈部僵硬和呕吐的症状；4 天后，她的左臂完全瘫痪了。新泽西州普莱菲尔德（Plainfield，New Jersey）的 5 岁男孩休·麦克唐纳（Hugh McDonnell）于 8 月 1 日在他的左臂接受了柯尔默疫苗注射；9 月 7 日，他的左臂瘫痪，他于 2 天后死亡。埃斯特·普法夫（Esther Pfaff），一名新泽西州韦斯特菲尔德市（Westfield，New Jersey）的 21 月龄女孩，8 月 24 日在她的右臂接受了一剂柯尔默疫苗注射；9 月 11 日晚上，埃斯特的右臂无法动弹，她于 4 天后死亡。新泽西州普莱菲尔德市（Plainfield，New Jersey）的 8 岁男孩大卫·卡斯特玛（David Costuma）于 8 月 24 日在他的右臂接受了一剂柯尔默疫苗注射；9 月 4 日，他出现头痛、颤抖的症状，而且右臂完全瘫痪，他被送进医院的第 2 天死亡。

最终，柯尔默的疫苗导致 10 名儿童瘫痪，5 人死亡，其中大多数儿童在接受第一剂疫苗后几周内就瘫痪，而且大多数患儿瘫痪的就是接种疫苗侧的手臂。在圣路易斯的会议上，底特律（Detroit）卫生局局长亨利·沃恩（Henry Vaughn）质疑柯尔默，因为今年 7 月纽瓦克（Newark）报告的唯一一例脊髓灰质炎病例就是接种了他的疫苗的儿童；而在普莱菲尔德市（Plainfield），该市仅有的两例死于脊髓灰质炎的病例正是接种其疫苗的两名儿童。柯尔默反驳说，这些病例是由脊髓灰质炎病毒引起的，而不是他的疫苗。他说："我个人并不认为是疫苗导致了这些病例。"

华盛顿公共卫生服务中心主任詹姆斯·利克（James Leake）被柯尔默的否认激怒了。利克是一名性格暴躁、应对脊髓灰质炎疫情经验丰富的人，他在该领域的工作可以追溯到 1916 年纽约市暴发脊髓灰质炎的时候。托马斯·里弗斯回忆叙述了接下来发生的事情："詹姆斯·利克直截了当地指责柯尔默是一名杀人犯。他使用了我在学术会议上所听到的最激烈的措辞。当利克结束他的演讲时，柯尔默疫苗根本没有希望了。当你说某人正在犯下谋杀罪时，人们通常会停下来想一想。柯尔默觉得被说成杀手很丢脸，他说：'先生们，这是我第一次真希望地板有洞，把我吞噬下去。'"

莫里斯·布罗迪的脊髓灰质炎疫苗试验包括了接种疫苗组和未接种疫苗的对照组，试验在北卡罗来纳州（North Carolina）、弗吉尼亚州（Virginia）和加利福尼亚州（California）进行。因为有对照组，所以布罗迪能够弄清楚他的疫苗是否起作用。他报告说，4500 名没有接种其疫苗的儿童中有 5 人感染了脊髓灰质炎，但在 7000

名接种了疫苗的儿童中只有 1 人被感染。这意味着疫苗对预防脊髓灰质炎的有效性为 88%。但是布罗迪对一个病例的描述令人担忧：一名 20 岁被接种疫苗的男子，其接种侧的手臂瘫痪，并且他于 4 天后死亡。圣路易斯会议几个月后，詹姆斯·利克在医学杂志上发表的一篇报道，进一步质疑布罗迪的疫苗是否有效、安全。因为一名 5 月龄和一名 15 月龄的儿童在接种疫苗后 2 周内患上了脊髓灰质炎。

　　早期参与脊髓灰质炎疫苗研制的人有截然不同的命运。约翰·柯尔默在实验科学领域发表了许多论文，成为天普大学医学院（Temple University）的医学教授，并于 1957 年退休。相比之下，莫里斯·布罗迪则被纽约大学和纽约市卫生部解雇。他的声音在脊髓灰质炎研究领域彻底消失了。布罗迪在蒙特利尔（Montreal）当研究员的时候，曾经收到了许多大学和制药公司的加盟邀请，但 1935 年之后，他再也找不到工作。最终，他接受了底特律（Detroit）普罗维登斯（Providence）医院的一个小职位。1939 年 5 月，36 岁的莫里斯·布罗迪去世了。当时及后来许多人都推测他是自杀的。

　　尽管没有得到重视，莫里斯·布罗迪毕竟推动了脊髓灰质炎的研究。他是最早证明甲醛可以灭活脊髓灰质炎病毒的人之一。他第一个发现甲醛处理过的脊髓灰质炎病毒可以在儿童身上诱导产生脊髓灰质炎抗体，第一个提出甲醛过分处理过的脊髓灰质炎病毒将失去诱导产生抗体的能力，并且第一个声称灭活的脊髓灰质炎病毒疫苗可以诱发长效保护机制。所有这些想法后来都得到了一个名叫乔纳斯·索尔克（Jonas Salk）的人的支持，虽然索尔克从未见过莫里斯·布罗迪。在布罗迪做这些实验时，索尔克还是纽约大学的一名医学生。

约翰·柯尔默和莫里斯·布罗迪的疫苗研究经历和"下场"，让脊髓灰质炎疫苗的研究变得令人恐惧。直到20年以后，才有人敢再一次尝试。

Back to the Drawing Board
第 2 章　回到原点

> 丘吉尔曾经说过，遇见富兰克林·罗斯福（Franklin Roosevelt），感受到他耀眼的光芒、光彩照人的个性和内在的活力，就像打开了你的第一瓶香槟。
>
> ——多丽丝·卡恩斯·古德温
> （Doris Kearns Goodwin）
> 《非常年代》(*No Ordinary Time*)

1916 年脊髓灰质炎在纽约的流行让它成为与美国息息相关的传染病。5 年之后，在加拿大新不伦瑞克市（New Brunswick）发生的一件事强化了这一事实。

当时 39 岁的富兰克林·德拉诺·罗斯福（Franklin Delano Roosevelt）正在坎波贝罗岛（Campobello Island）的自家避暑别墅休假。罗斯福曾被提名为副总统、海军部长和纽约议员。他个性张扬而富有魅力，且爱好广泛，喜欢游泳、航海、打网球和高尔夫，喜欢在树林里奔跑、在田野里骑马。1921 年 8 月 10 日傍晚，罗斯福坐在书桌前写信，突然感到一阵寒意。为了避免患重感冒，他早早上床睡觉了。第二天早上，他感觉右膝的肌肉无力；到了下午，他的右腿已经不能承受任何重量；而到了晚上，他已不能站立并行走。医生们应召而来，经诊断认为他患上了脊髓灰质炎。自此，罗斯福腰部以下瘫痪。

罗斯福确信自己会康复。每天晚上，因为不屑于使用拐杖或其他辅助，他慢慢地把一只脚放在另一只脚的前面，拼命地、勇敢地、艰难地尝试走路，累得浑身是汗。他尝试了盐水浴浸泡、紫外线照射、微电流刺激，以及保持乐观心态、充分休息和用力按摩，但毫无效果。尽管屡次失败，在1924年秋天，罗斯福确信自己找到了灵丹妙药。由于被路易斯·约瑟夫（Louis Joseph）的故事所吸引，罗斯福访问了乔治亚州（Georgia）一个温泉镇。脊髓灰质炎患者约瑟夫（Joseph）声称，他在温泉里度过3个夏天后就可以扔掉拐杖，不借助外力行走。罗斯福相信这种事也会发生在自己身上。为了把它打造成世界上最大的脊髓灰质炎治疗中心，他花费20万美元买下了这个温泉镇。但是罗斯福并没有实现他所寻求的治疗效果，随着他升任纽约州长和美国总统，温泉镇的运行对他来说负担越来越重，所以他向合伙人巴兹尔·奥康纳（Basil O'Connor）寻求帮助。

历史跟我们开了个玩笑。负责研发脊髓灰质炎疫苗的人不是乔纳斯·索尔克，也不是卡尔·兰德斯坦纳（Karl Landsteiner）、西蒙·弗莱克斯纳（Simon Flexner）、卡尔·克林（Carl Kling）或其他致力于研究和预防脊髓灰质炎的研究人员、公共卫生官员、流行病学家。在美国和后来的世界大部分地区，对消灭脊髓灰质炎承担起重大责任的是一位名叫巴兹尔·奥康纳的华尔街律师。

丹尼尔·巴兹尔·奥康纳（Daniel Basil O'Connor）博士曾是一名"来自马萨诸塞州（Massachusetts）陶顿街头（Taunton）的瘦骨嶙峋、生着冻疮的报童"。他通过不懈努力，完成了特茅斯学院（Dartmouth College）和哈佛大学法学院（Harvard Law School）的学业，成为一名非常成功且富有的律师。1924 年，奥康纳意识到罗斯福的政治关系及其影响力价值，便说服罗斯福成为他的法律事务所合伙人。三年后，当罗斯福请奥康纳管理温泉镇时，他的想法是成立佐治亚温泉基金会（Georgia Warm Springs Foundation），这是一个完全由救助金和捐赠支持的非营利组织。该基金会的所有资金均用于救助脊髓灰质炎患者。

尽管罗斯福非常受欢迎，但佐治亚温泉基金会的运行仍举步维艰，但随后的一个事件挽救了它。1934 年 1 月 30 日，也就是罗斯福成为美国第三十二任总统的一年后，美国四千多个城市举行了六千余场舞会来庆祝他的

033

生日。在"你的舞步可以让别人行走起来"口号的感召下，活动募集了超过100万美元。罗斯福总统在全国广播讲话中表达了他的谢意，他说："我怀着谦卑和感激的心，向我们国家的脊髓灰质炎患者表示慰问。我非常感谢大家，我无法用言语来表达对你们的由衷感激。祝你们晚安，今天是我有生以来最快乐的生日。"在接下来的两年里，生日舞会又筹集了130万美元。总统生日舞会委员会诞生，并首次将筹集资金用于脊髓灰质炎的研究。

既然有了研究经费，生日舞会委员会必须找一名研究负责人。他们选择了保罗·德·克鲁夫（Paul de Kruif）。世纪之交时，德·克鲁夫曾在密歇根大学与世界上最伟大的细菌学家之一弗雷德里克·诺维（Frederick Novy）一起学习细菌学。获得博士学位后，德·克鲁夫到纽约市洛克菲勒研究所（Rockefeller Institute）工作，在那里研究能够引起严重肠道感染的沙门菌。在即将解开细菌学中最重要的现象之一"为什么有些细菌会致病而有些细菌不会"之谜时，德·克鲁夫为流行杂志《世纪》（*The Century*）写了篇匿名文章——《我们的医生》，文中他将医生描述为"智力上松懈"、缺乏"精神上严谨"，并且从不为自己的错误负责的人。洛克菲勒研究所负责人西蒙·弗莱克斯纳（Simon Flexner）是第一个发现脊髓灰质炎抗体的人，在得知这一消息后，把保罗·德·克鲁夫解雇了。德·克鲁夫离开研究所时对一个朋友说，他将用他"尖刻的笔"来报复弗莱克斯纳。

2 年后，德·克鲁夫开始复仇。他同意担任《阿罗史密斯》（*Arrowsmith*）一书作者辛克莱·刘易斯（Sinclair Lewis）的顾问。故事发生在一个虚构的麦古尔克研究所（McGurk Institute），讲述的是科学家马丁·阿罗史密斯（Martin Arrowsmith）的故事，他发现某些无害的病毒可以杀死细菌（《阿罗史密斯》写于发现抗生素的 10 年前）。马丁·阿罗史密斯为自己的发现感到高兴，并告知了研究所负责人阿·德威特·塔布斯博士（A. DeWitt Tubbs），后者后来窃取了他的发现。德·克鲁夫确信书中所有的影射都是毫不掩饰的，即麦古尔研究所代表洛克菲勒研究所，阿·德威特·塔布斯代表西蒙·弗莱克斯纳，马丁·阿罗史密斯代表保罗·德·克鲁夫。在麦古尔克研究所，优秀的科学家将永远进行快乐而完全不切实际的研究。塔布斯除了鼻子、太阳穴和手掌之外，所有暴露的身体部位都长着大量毛发，就像苏格兰梗犬。而马丁·阿罗史密斯则是一位真诚可亲的英雄。《阿罗史密斯》于 1925 年出版，获得了普利策奖，并且成为辛克莱·刘易斯所有小说中最畅销的一部。

《阿罗史密斯》出版一年后，德·克鲁夫写了《微生物猎人》（*Microbe Hunters*），这是一本汇聚了许多热门

035

故事的书，包括发明第一架显微镜、研发狂犬病疫苗、发现黄热病病毒等。《微生物猎人》非常受欢迎，激励了一代年轻的科学家，并开启了德·克鲁夫作为作家和记者的职业生涯。他从此再也没有回到实验室工作。

在第一次生日舞会之后，德·克鲁夫对佐治亚温泉基金会的管理人阿瑟·卡彭特（Arthur Carpent）说，罗斯福总统是在浪费钱。"你们为什么把钱浪费在将患者浸泡在温泉里这件事上？"德·克鲁夫问道，"这并不能治愈他们，就像它不能治愈你和总统一样。你为什么不让总统把部分钱投入到预防脊髓灰质炎的研究中呢？这一点还没有被人关注。"德·克鲁夫的建议引起了罗斯福的注意，1934 年，罗斯福聘请德·克鲁夫担任生日舞会委员会的首席科学顾问。

其实德·克鲁夫并不适合领导这项研究任务，他已远离研究长达 12 年，并且他没有接受过作为病毒学家或免疫学家的培训，对脊髓灰质炎病毒一无所知。他也不是医生，对医生这个职业有明显的蔑视，而且对如何开展和评估临床研究知之甚少。他还没耐心，自以为是，并且脾气暴躁。德·克鲁夫最大的优点是他普及科学的能力，但这并没有使他有能力管理一个科学组织。作为科学顾问，他的第一个行动是为一项研究提供资助，以确定往儿童鼻腔喷洒酸性物质是否能阻止脊髓灰质炎病毒进入人体；他称赞鼻喷雾剂疗法是"自从发现脊髓灰质炎可以传染给猴子以来，对抗脊髓灰质炎所取得的最大进步"。1934 年夏天，医生们向亚拉巴马州（Alabama）的 4600 名儿童的鼻子里喷酸液，1937 年，又向多伦多（Toronto）的 5200 名儿童的鼻子里喷酸液。酸液喷雾并没有阻止孩子们患上脊髓灰质炎，反而许多孩子因此永远失去了嗅觉。后来，由于未能证明激素疗法或维生素能预防脊髓灰质炎，保罗·德·克鲁夫退出了。

1937 年秋天，由于资金不足，并且原有的预防策略被证明是无效或有害的，罗斯福宣布成立一个新的基金会，以研究"脊髓灰质炎的病因和预防方法"；因此，脊髓灰质炎国家基金会于 1938 年 1 月成立了。

罗斯福立即请巴兹尔·奥康纳担任国家基金会的负责人，并重新启动一个因保罗·德·克鲁夫的失败而受损的研究项目。奥康纳的贡献之一是促成国家基金会成为世界上最成功的公共卫生机构之一。他招募了电影、电视和广播明星来帮助筹集资金，其中一位明星叫埃迪·康托（Eddie Cantor）。后者是一位以瞪大眼睛和唱黑脸吟游诗人歌曲而著名的杂耍演员，他提议电台赞助 30 秒的广播时间来筹集资金。康托让他的每位听众捐一角钱给白宫，并把这次筹款活动称为"一角钱进行曲"（March of Dimes），其灵感来自于一部热映的新闻影片

《时代进行曲》。康托通过广播呼吁 3 天后，就有 2 万余封信，268 万枚硬币寄送到了白宫。在这一年里，该基金会筹集了 180 万美元，其中大部分是一角硬币（这一鼓舞人心的筹款活动解释了为什么罗斯福的侧脸像被刻在一角硬币上）。

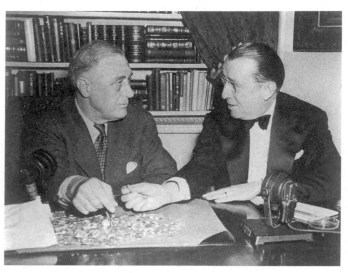

富兰克林·德拉诺·罗斯福和巴兹尔·奥康纳在白宫数民众捐献的硬币［图片由迪米斯（Dimes）出生缺陷基金会提供］

除了一些娱乐明星的呼吁，如格里尔·加森（Greer Garson）、海伦·海斯（Helen Hayes）、扎萨·扎萨·嘉宝（Zsa Zsa Gabor）、詹姆斯·卡格尼（James Cagney）、杰克·本尼（Jack Benny）、凯特·史密斯（Kate Smith）、

雅莎·海菲兹（Jascha Heifetz）、汉弗莱·鲍嘉（Humphrey Bogart）、威利·梅斯（Willie Mayes）、露西尔·鲍尔（Lucille Ball）、丹尼·凯伊（Danny Kaye）、宾·克罗斯比（Bing Crosby）和米奇·玛沃丝（Mickey Mouse）等，国家基金会还通过塑造代表人物和制作短片等方式鼓励人们募捐，以更多提升筹款。例如电影《瘸子》中，一个阴险的影子笼罩着城市和农场，嘲笑着它的受害者；该影片由年轻的女演员南希·戴维斯［Nancy Davis，即后来成为里根夫人的南希·里根（Nancy Reagan）］主演。电影结束时，引座员会在过道中提着筐子收集捐款。

在 20 世纪早期，已存在有几个组织致力于预防、治疗和消除特定疾病的组织，它们是国家结核病协会（成立于 1904 年）、全国残疾儿童协会（现为复活节海豹会，成立于 1919 年）和美国心脏协会（成立于 1924 年）。但是没有一个比脊髓灰质炎国家基金会（"一角钱进行曲"）资金更充足、人手更充足、更有激情和更成功的。在其鼎盛时期，它有 3000 个地方分会，由 9 万名全职志愿者组成。1938—1962 年，"一角钱进行曲"筹集了 6.3 亿美元，其中 7000 万美元用于研究，其余则用于资助美国每一位脊髓灰质炎患者的住院治疗和康复。该基金会用于研究脊髓灰质炎所花费的资金，是国家卫生研究院用于这种疾病研究资金的 10 倍，这是史无前例的。

脊髓灰质炎国家基金会明白，在研制出疫苗之前，还有很多关于脊髓灰质炎的知识需要探索。德·克鲁夫去世后，奥康纳邀请洛克菲勒研究所有影响力的病毒学家托马斯·里弗斯（Thomas Rivers）领导这项研究。里弗斯编制了一张包含 11 项研究重点的清单。"研制优质疫苗"是清单上的最后一项。像 20 世纪 30 年代后期的许多科学家一样，里弗斯受到了约翰·柯尔默和莫里斯·布罗迪失败教训的影响，他对脊髓灰质炎疫苗不抱太大希望。

就在里弗斯制订脊髓灰质炎研究项目优先顺序的时候，澳大利亚人麦克法兰·伯内特（Macfarlane Burnet）和丹·麦克纳马拉（Tane Macnamara）发现了令脊髓灰质炎研究人员担忧的事情。伯内特和麦克纳马拉给猴子注射脊髓灰质炎病毒的 MV 毒株，这也是柯尔默和布罗迪用来制造疫苗的毒株（从不同的人身上分离出的脊髓灰质炎病毒被命名为不同的毒株）。在这些猴子恢复后，伯内特和麦克纳马拉再次给它们注射了 MV 毒株。与许多研究人员的结果相似，即所有第二次注射 MV 毒株的猴子均未感染，因为它们获得了免疫。

但是伯内特和麦克纳马拉将他们的观察更进一步。他们不仅给猴子注射了 MV 毒株，后来还尝试了另一种毒株，即维多利亚毒株（Victoria strain），这是 1928 年首次从墨尔本一个死于脊髓灰质炎的儿童的脊髓中分离出来的毒株。这次所有的猴子都得了脊髓灰质炎。也就是说，接种 MV 菌株并不能预防维多利亚菌株引起的脊髓灰质炎。这项研究意味着至少有两种不同分型的脊髓灰质炎病毒，并且感染一种分型的病毒并不能预防由另一种分型病毒引起的疾病。

伯内特和麦克纳马拉的发现受到了质疑，但其含义是明确的：如果存在不止一种分型脊髓灰质炎病毒，那么一支疫苗就需要包含不止一种毒株。如果病毒毒株种类很多，那么研制出疫苗简直是不可能的。这种情况与今天的普通感冒类似。感冒在很大程度上是由一种叫作鼻病毒的病毒引起的。研制预防感冒的疫苗非常困难的一个原因是，它要包含至少一百种不同分型的鼻病毒。

在接下来的 20 年里，由国家基金会资助的研究人员致力于确定有多少不同分型的脊髓灰质炎病毒可引起疾病。这些研究需要使用成千上万只猴子，并且研究过程耗时、乏味，研究费用也很昂贵；研究人员必须反复核对来自世界各地的大约 200 株脊髓灰质炎病毒毒株。提交检测的毒株以脊髓灰质炎患者的名字［如马奥尼毒株（Mahoney strain）］、分离出病毒的研究员［以阿姆斯特朗·兰辛命名的兰辛毒株（Lansing strain）］、感染菌株的群体（中东部队或 MEF 菌株）或是用于研究病毒的黑猩猩生理特征［布伦希尔德菌株（Brunhilde strain），以挪威神话一位女战士名字］等命名。有些毒株是同一分型（如马奥尼毒株和布伦希尔德菌株），有些毒株是不同分型（如马奥尼毒株和兰辛毒株）。最后，研究人员发现了三种不同分型的脊髓灰质炎病毒。1型占所有病例的80%，2型和3型各占10%。

脊髓灰质炎疫苗的研制已经准备就绪。现在只剩下一个主要障碍，谁能消除这个障碍，谁就很有可能获得诺贝尔奖。这个障碍就是脊髓灰质炎病毒的体外细胞培养。

路易斯·巴斯德（Louis Pasteur）用兔子脊髓研制的狂犬病疫苗偶尔也会带来高昂的代价，即永久性瘫痪和死亡。现在我们知道了原因。大脑和脊髓中含有髓鞘碱性蛋白，它在神经周围形成一层鞘，类似于包裹电线的橡胶护套。巴斯德的狂犬病疫苗含有兔子髓鞘碱性蛋白，偶尔会引发针对神经系统的免疫反应，从而导致瘫痪。在接种了巴斯德疫苗后，脊髓灰质炎很少见，只有0.4%的人会出现这种情况，但是研究人员仍畏惧使用猴子脊髓来研制脊髓灰质炎疫苗。科学家们必须找到由大脑或脊髓以外的细胞来培养脊髓灰质炎病毒。

约翰·恩德斯（John Enders）、托马斯·韦勒（Thomas Weller）和弗雷德里克·罗宾斯（Frederick Robbins）解

决了这个问题，并使研发脊髓灰质炎疫苗成为可能。约翰·富兰克林·恩德斯（John Franklin Enders）是约翰·奥斯特鲁姆·恩德斯（John Ostrum Enders）的儿子，约翰·奥斯特鲁姆·恩德斯是哈特福德国家银行（Hartford National Bank）的总裁和后来的董事会主席，也是安泰人寿保险公司（Aetna Life Insurance Company）总裁的孙子。约翰·富兰克林·恩德斯的父亲给他留下了价值约 190 万美元的遗产。恩德斯是一个安静寡言的人，他追求的是他感兴趣的话题。在 20 世纪 40 年代中期，恩德斯对如何在动物细胞中培养病毒很感兴趣。正在攻读研究生的儿科医生托马斯·韦勒和弗雷德里克·罗宾斯协助了他的这项工作。

043

　　1948 年 3 月 30 日，托马斯·韦勒使用一个流产胎儿的手臂和肩膀组织开展研究，即分离手臂皮肤、脂肪和肌肉，用细剪刀切碎组织，然后将它们分别放入 12 个盛有培养液的烧瓶中。其中 4 个烧瓶接种了水痘病毒，4 个接种脊髓灰质炎病毒，4 个没有病毒（作为对照）。由于脊髓灰质炎病毒从未在神经组织以外的细胞中成功培养过，实验室里没有人认为韦勒的实验是可行的。弗雷德里克·罗宾斯后来回忆道："有一天，我和托马斯准备一套新的培养基时，恩德斯博士建议，'既然我们在冰箱里储存了一些脊髓灰质炎病毒，我们可以在其中一些培养基上接种这种病毒，我们便这样做了。'当时我们并没抱太大期望。"

每隔几天，韦勒就更换培养胎儿组织的培养液，并检测其中是否存在脊髓灰质炎病毒。他将培养液注射到小鼠体内，以确定是否存在脊髓灰质炎病毒。如果小鼠瘫痪了，说明脊髓灰质炎病毒在组织上存活了。韦勒发现，不仅这些培养液的原液能使小鼠瘫痪，而且培养液被稀释 1×10^{18} 倍后仍可以导致小鼠瘫痪。显然，脊髓灰质炎病毒在烧瓶中的细胞上存活并繁殖了。后来，研究团队发现脊髓灰质炎病毒还可以在人类包皮（通过阴茎包皮环切手术获得）、人肾细胞和猴肾细胞上生长。通过显微镜观察，他们还发现，感染过脊髓灰质炎病毒的细胞似乎萎缩并死亡。

1954 年，恩德斯、韦勒和罗宾斯因为此项研究获得了诺贝尔生理学或医学奖。恩德斯说他会拒绝领奖，除非他的两个研究伙伴韦勒和罗宾斯能共享此奖。罗宾斯回忆说："约翰·恩德斯应该是唯一的获奖者，没有人会认为这不合适，包括托马斯·韦勒和我。我们同时获奖，完全归功于恩德斯博士的慷慨和伟大。"三个人平分了 3.6 万美元的奖金。

到 1951 年，巴兹尔·奥康纳已经管理脊髓灰质炎国家基金会长达 13 年。在此期间，没有一名儿童接种过脊髓灰质炎疫苗。奥康纳年复一年地看着科学家们在基金会资助下，研究猴子的脊髓，给小鼠接种疫苗，以及通过显微镜观察感染病毒的细胞。似乎没有人急于研制可用于临床的脊髓灰质炎疫苗。

　　奥康纳不理解这些科学家。作为一位有影响力的律师和总统顾问，他已经习惯于得到任何他想要的，而且能够很快得到。他为罗斯福写过很多演讲稿，包括 1932 年罗斯福接受总统提名的演讲。他还组建了罗斯福的智囊团，担任罗斯福家族的私人律师，并为第一个总统图书馆整理罗斯福的文件。奥康纳理解那些想要金钱的人，也理解那些想要权力的人，但科学家们显然都不受两者的影响，因此很难强迫他们服从他的命令。科学家们似乎都很乐于挤在实验室，用他们的余生研究一种病毒的一个小方面。他们并不急于做任何大事。奥康纳对他们过于谨慎、慎重的行事方式感到沮丧。

　　1951 年秋天，在当时世界上最优雅的豪华客轮玛丽女王号上，巴兹尔·奥康纳在 1000 英尺（约 304.80 米）高的豪华甲板上遇到了一个似乎与其他科学家不同的人，即乔纳斯·索尔克。两人都是在参加丹麦哥本哈根大学的脊髓灰质炎研究会议的回程途中。奥康纳与索尔克在甲板上散步，分享他关于生活、科研和脊髓灰质炎的人生观。他在索尔克身上看到了一种不安分的、志同道合的精神。"在那艘船登岸之前，我就知道他是一个值得密切关注的年轻人。"奥康纳说。

乔纳斯·索尔克于1914年10月28日出生在纽约东哈莱姆区（East Harlem）麦迪逊大道（Madison Avenue）第106街的一间出租公寓里，他是其俄罗斯移民父母的三个儿子中的长子。乔纳斯的两个弟弟也事业成功。赫尔曼（Herman）是一名兽医，曾在联合国食品和卫生委员会任职；李（Lee）是一名心理学家，其备受世人关注的原因是发现了婴儿会因人心脏跳动声音而平静下来的现象。李·索尔克（Lee Salk）的《每个孩子想让他的父母知道的事》和《我的父亲，我的儿子：亲密关系》都是畅销书。20世纪70年代，李经常出现在《今日秀》和《早安美国》节目中，给人们提供育儿方面的建议。

12岁时，乔纳斯·索尔克被纽约市的汤森·哈里斯高中（Townsend Harris High School）录取，这是一所竞争激烈的精英公立学校。用3年时间完成了原本4年的高中学业后，15岁的索尔克进入了纽约市立学院（City College of New York），后来获得奖学金进入纽约大学医学院（Medical School at New York University）。从医学院毕业后，索尔克从250名申请人中被选为纽约市西奈山医院（Mt. Sinai Hospital）的实习和住院医生。与所有在著名医疗中心实习的学员一样，他在实习期间没有

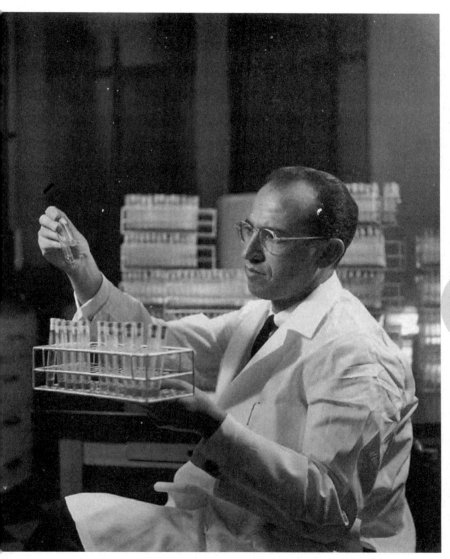

乔纳斯·索尔克，1954 年（图片由迪米斯出生缺陷基金会提供）

工资，每个月只有 15 美元补助。1941 年 12 月，美国加入第二次世界大战之后，索尔克迎来了自己职业生涯的关键时刻。当索尔克完成住院实习时，他面临一个选择。他可以申请入伍当医生，也可以留在美国从事科研事业。索尔克选择了科研，并决定在密歇根大学与托马斯·弗朗西斯（Thomas Francis）一起研究流感疫苗。索尔克毫不费力地证明了他与弗朗西斯的合作对国防至关重要：第一次世界大战期间，一场流行性感冒夺去了 44 000 名美国士兵的生命。有趣的是，多年以后，脊髓灰质炎国家基金会找到托马斯·弗朗西斯验证乔纳斯·索尔克的脊髓灰质炎疫苗是否有效。

1947 年，33 岁的索尔克有妻子和两个年幼的儿子，并拥有丰富的病毒研究经验，他决定开创自己的事业。他担任匹兹堡大学医学院（University of Pittsburgh Medical School）副教授和病毒研究实验室主任。他接受了国家基金会的支持，要完成一项收尾工作，即确认由其他研究人员发现的脊髓灰质炎病毒的三种分型。脊髓灰质炎分型研究缓慢、重复且乏味，但索尔克是这项工作的合适人选。他的妻子唐娜（Donna）后来回忆说："有一天索尔克决定清理火炉。所以他把火炉从墙上卸下来，我还记得他用牙签清理螺丝凹槽的画面。他花了好几个小时耐心地把火炉清理完毕。"

　　为了协助脊髓灰质炎的分型研究，索尔克招募了几个人来他的实验室工作。团队中最有才华也是后来最有成就的成员是朱利叶斯·扬纳（Julius Youngner）。与索尔克一样，扬纳是毕业于纽约大学的纽约人，扬纳常常是许多论文的第一作者和灵魂人物。他后来成为美国病毒学学会会长，担任匹兹堡大学（University of Pittsburgh）微生物学系教授兼系主任。尽管研究团队成员的忠诚很快就会受到考验，但他们还是献身于脊髓灰质炎疫苗项目。"那个时候，我比以往任何时候都更加努力工作。"扬纳回忆说。

　　1949—1951 年，索尔克给 17 500 只猴子注射了 250 株脊髓灰质炎病毒毒株，只为证明之前的研究是正确的，即脊髓灰质炎病毒只有三种分型。尽管索尔克的工作只是证实了已知的事实，但他的付出和工作热情给其他研究人员留下了深刻的印象。

　　1951 年，索尔克获得了国家基金会的一笔拨款，用于研发脊髓灰质炎疫苗。每年 20 万美元的资助使他得以扩大他的研究范围和规模。很快，索尔克雇用了 50 余人，并管理着匹兹堡市立医院（Pittsburgh's Municipal Hospital），一栋宽敞的三层楼［即后来的索尔克楼（Salk Hall）］作为研究实验室，这栋三层楼原本是罗斯福公共工程管理局为匹兹堡市建造的。索尔克收到拨款时，哈里·韦弗（Harry Weaver）是国家基金会的研究负责人。

韦弗回忆道："那时，没有像他这样的人。在实验室工作方面，没有一个年轻人能与他匹敌。他的方法与当时占主导的方法完全不同。那些年纪较大的研究者都是在那个时代长大的，在那个时代，如果你没有经过与院长长时间的沟通，就不能接受来自外界的超过四五百美元的拨款。这种体制给实验带来很大的局限，你只能凑合使用一两只实验动物，因为你付不起所需 12 只动物的钱。乔纳斯不是这类研究者。他的想法庞大。他想要大量的实验空间，并热衷于用数百只猴子同时开展多个实验。他一直想扩展他的研究项目，使之尽可能涵盖更多的学科。他与将研究范围缩小到一两个细节或一点点进步的传统观念不合拍。他想跳跃，而不是爬行。"

不过，索尔克的野心引起了其他脊髓灰质炎研究人员的愤怒，其中一名研究人员将他的实验室描述为"一个该死的大工厂"。韦弗也认识到了索尔克的阴暗面，因为他是一个很少平静、很少满足的人："不管他的事情进展得多么顺利……他总是对自己或自己的处境感到非常不满意，于是继续前行。他鞭策自己，越努力就越接近他所追求的不可企及的完美。"

1943 年，当乔纳斯·索尔克还在研究流感疫苗的时候，美国有 1 万例脊髓灰质炎病例；1948 年，当索尔克

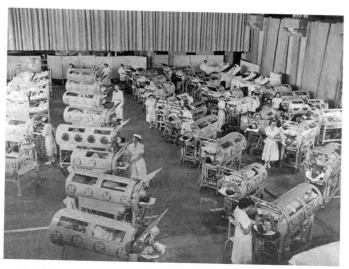

"铁肺"，1952 年 12 月，加利福尼亚州洪都岛（图片由迪米斯出生缺陷基金会提供）

对脊髓灰质炎病毒进行分型时，美国有 2.7 万例脊髓灰质炎病例；1952 年，当索尔克第一次验证他关于如何研制脊髓灰质炎疫苗的想法时，有 5.9 万例脊髓灰质炎病例。几乎每个美国人都直接或间接地受到这个疾病的影响。当时进行的一项全国民意调查发现，脊髓灰质炎是仅次于原子弹令美国人害怕的事情。人们对预防脊髓灰质炎的需求越来越迫切。

1948—1952 年，乔纳斯·索尔克和朱利叶斯·扬纳研发了一系列的创新技术，这些技术促使 20 年来第一支脊髓灰质炎疫苗的研发，并在人体上进行试验。

为了研究一种实用的方法来培养和分型脊髓灰质炎病毒，索尔克和扬纳选用了猴睾丸细胞。雄性猴子被麻醉后，它们的睾丸被小心地取出、切碎，放入雪茄大小的玻璃滚动式培养管（简称滚管）中。从一个猴子睾丸中提取的细胞可以装满大约 200 个滚管。索尔克和扬纳发现，生长在猴睾丸细胞中的脊髓灰质炎病毒，与生长在猴脊髓细胞的脊髓灰质炎病毒一样，都可以导致猴子瘫痪。

滚管也提供了一种检测脊髓灰质炎抗体的简便方法。在此之前，如果研究人员想要检测抗体，他们需将血清与病毒混合，并将混合物注入猴子的大脑。现在血清–病毒混合物可以被接种到装满猴子睾丸细胞的滚管中。如果存在脊髓灰质炎抗体，表明细胞仍然存活；如果没有抗体，细胞就会被病毒破坏。这种现象可以很容易通过显微镜看到。此外，通过检测不同稀释倍数的血清，索尔克和扬纳可以测定脊髓灰质炎抗体的数量或效价。

由于担心人们不会接受在猴子睾丸中研制出的脊髓灰质炎疫苗，索尔克和扬纳寻找其他类型的细胞来支持脊髓灰质炎病毒的生长。他们在滚管中测试了猴子的肝脏、肾脏和肌肉细胞，发现肾脏细胞的效果最好。一个猴子肾脏的细胞足以制作 800～1000 个滚管培养基（猴肾细胞今天仍然被用于研制大多数脊髓灰质炎疫苗）。现在，为了培养脊髓灰质炎病毒，确定脊髓灰质炎活病毒的数量，以及确定血清中脊髓灰质炎抗体的效价，研究人员可以使用数千支滚管，而不是数千只猴子。

索尔克和扬纳推进了脊髓灰质炎病毒分型研究。在他们的实验中，他们发现哪种菌株容易感染滚管中细胞，哪种菌株能诱导猴子体内大量脊髓灰质炎抗体产生。他们利用这些信息为脊髓灰质炎疫苗研发挑选菌株。由于有三种不同分型的脊髓灰质炎病毒，索尔克和扬纳知道他们的疫苗需要包括三种不同分型的病毒。索尔克选择了马奥尼病毒株代表 1 型脊髓灰质炎病毒，这个决定会在未来的岁月里困扰了他多年。马奥尼菌株是从俄亥俄州阿克伦（Akron，Ohio）一个孩子身上分离出来的，这个孩子姓马奥尼（Mahoney），所以如此命名。虽然马奥尼家族几名成员的肠道中发现有存活的脊髓灰质炎病毒，但没有人出现脊髓灰质炎的症状。不幸的是，马奥尼菌株的感染并不局限于马奥尼家族。住在隔壁的克莱恩（Klines）一家也受到了感染，克莱恩家的五个孩子中有三个瘫痪，并且后来死于该病——这是揭示马奥尼菌株独特毒性的早期线索。

马奥尼菌株还有另一个特点使其异常危险。尽管几乎所有脊髓灰质炎病毒的毒株在注射到猴子的大脑或脊髓后都能使其瘫痪，但很少有毒株在猴子肌内注射后使其瘫痪——孩子们很快将通过肌内注射来接种疫苗。然而，不仅未稀释的马奥尼菌株制剂可以在猴子肌内注射后使其麻痹，而且用盐水按 1∶10、1∶100、1∶1000 和 1∶10 000 稀释后的马奥尼菌株制剂仍可以在猴子肌内注射后使其麻痹。马奥尼毒株惊人的毒性是基于这样一个事实：在注射到肌内后，它进入血液并达到大脑和脊髓的可能性是其他任何脊髓灰质炎毒株的 1 万倍。索尔克知道 80% 的脊髓灰质炎是由 1 型病毒感染引起的。选择马奥尼菌株，意味着他从毒性最强病毒分型中选择了毒性最强的菌株。如果他没有成功杀死疫苗中所有的脊髓灰质炎病毒颗粒，由于这种疫苗很快就会被接种到成千上万儿童的肌肉组织中，所以就面临着使孩子们瘫痪的风险。在某种程度上，索尔克选择马奥尼菌株是因为它的毒性。他推断，因为非常少量的马奥尼病毒可导致猴子瘫痪，研究人员可以很容易地检测到疫苗是否含有残余活病毒。如果索尔克选择了毒性较弱的 1 型菌株（如布伦希尔德菌株 Brunhilde），瘫痪的风险就会小得多。然而，用低毒性菌株制备疫苗可能没有那么有效。2 年后，在国会听证会上，后来研制出另一款脊髓灰质炎疫苗的研究员艾伯特·沙宾（Albert Sabin）在谈到马奥尼病毒株时说："根本不应该研制含有这种危险病毒的疫苗。"

索尔克疫苗中的另外两种病毒株没有争议。为了代表 2 型病毒，索尔克选择了 MEF-I 毒株，这种毒株是从第二次世界大战期间在埃及开罗的中东部队服役时感染脊髓灰质炎的成年人身上分离出来的。为了代表 3 型病毒，索尔克从一个叫詹姆斯·萨克特（James Sarkett）的男孩身上提取了一种病毒。遗憾的是，从男孩身上采集的标本标签写得很潦草，"r"被误认为是"u"。因此，该菌株在科学报告、医学期刊和产品中一直被称为 Saukett 菌株。

为了研制疫苗，索尔克在猴子肾脏或睾丸细胞中培养三种分型的脊髓灰质炎病毒株，将病毒悬浮液放在融化的冰上。之后，与之前莫里斯·布罗迪一样，他使用甲醛对病毒进行灭活处理。在灭活过程中，索尔克定期从试管中取出混合物，注射到猴子的大脑中，然后观察猴子是否瘫痪。他发现，病毒混合液经过大约 10 天的甲醛处理后，不再引起猴子瘫痪。为了确保脊髓灰质炎病毒被完全杀死，索尔克又延长了 1～2 天的处理时间，因此灭活马奥尼病毒所需的处理时间最长。

索尔克在大卫·T. 沃森（David T. Watson）的残疾儿童之家中开展了他的首次疫苗试验。沃森是匹兹堡著名的律师，曾在 20 世纪初担任驻英国大使。沃森访问英国和瑞士期间，他曾拜访过一家疗养院，疗养院为肺结核患者提供了一个干净、露天的治疗环境。沃森和他

055

的妻子决定将他们位于匹兹堡西北 12 英里（约 19.3 千米）处的塞威克利高地（Sewickley Heights）富裕郊区的庄园用作"收容 3—16 岁贫困白人女孩，尤其是身患残疾孩子们的家"。1920 年，沃森残疾儿童之家（Watson Home）开张了。这是一栋巨大的砖砌建筑，周围是修剪整齐的草坪。沃森残疾儿童之家有大约 120 个床位，是20 世纪 50 年代中叶照顾患有脊髓灰质炎的女孩和男孩的首选场所。

索尔克在沃森残疾儿童之家中开展的首次脊髓灰质炎疫苗试验实际上包括多种不同的疫苗。儿童接种了含有 1 型、2 型或 3 型脊髓灰质炎病毒的疫苗，或三种分型病毒复合型的疫苗；用甲醛溶液处理 10 天或更长时间的疫苗；在猴睾丸细胞或肾脏细胞中培养的疫苗；或者是直接注射皮下或肌内的疫苗。给孩子们注射了这些疫苗后，索尔克无法入睡。"第一天晚上，他离开后又回来确认每个孩子都安然无恙。"沃森残疾儿童之家的护理员露西尔·科克伦（Lucile Cochran）回忆说，"每个孩子都很好。"

索尔克完成接种。他试图弄清楚哪种制剂看起来最有效果，然后进一步完善它。在接下来的几个月里，索尔克给沃森残疾儿童之家的大约 100 名儿童接种了不同种类的疫苗。结果十分令人失望。他发现只有一种疫苗诱导产生了脊髓灰质炎抗体，即含有 2 型病毒的疫苗。含有 1 型或 3 型病毒的疫苗不会诱导任何脊髓灰质炎抗体。

　　1952 年 5 月，索尔克开始给寄宿在距离匹兹堡 80 英里（约 128.7 千米）的波尔克州立学校（Polk State School）的弱智儿童和成人接种一种包含所有三种脊髓灰质炎病毒的疫苗。与沃森残疾儿童之家中的孩子不同，所有的波尔克寄宿者接种的是一种悬浮在矿物油中的疫苗，并且疫苗都接种在肌肉组织中。矿物油疫苗效果很好，因为波尔克寄宿者产生了对三种分型脊髓灰质炎病毒的抗体。矿物油能使脊髓灰质炎疫苗在肌肉中停留很长时间，使其持续刺激免疫系统，并产生更长时间的免疫力。增强免疫反应的物质，如矿物油，被称为佐剂。除矿物油外，不少佐剂今天仍在疫苗中使用。

　　尽管以今天的标准来看，索尔克给弱智儿童接种疫苗的决定不符合医学伦理，但当时这种情况并不罕见。当索尔克想到用波尔克学校的弱智儿童的时候，另一项研究正在威洛布鲁克州立学校（Willowbrook State School）进行，后来原本文雅的"威洛布鲁克"成了残忍和不道德医学实验的同义词。

　　1938 年，纽约州立法机构在斯塔顿岛（Staten Island）的威洛布鲁克镇（Willowbrook）购买了 375 英亩（约 1.52 平方千米）的土地，并批准建造一个用来照顾 3000 名智障儿童的场所。4 年后，威洛布鲁克州立学校开张了。这里的寄宿者是"在纽约州的医疗体系中，智力严重迟缓、重度残疾、最无助的人"。截至 1957 年，超过 6000 名儿童挤进了威洛布鲁克。威洛布鲁克的负责人莱克·哈蒙德（Lack Hammond）说："医院过于拥挤的环境使得患者的照护、治疗、管理和合理训练变得困难，甚至是不可能的。""当患者起床到休息室时，他们挤在一起，互相诋毁，互相攻击，虐待自己，破坏自己的衣服。晚上，为了让所有患者有床睡觉，许多宿舍的床必须紧挨着。""因此，除了一条狭窄的过道外，几乎必须翻越床铺才能到达孩子们的身边。"面对恶劣生活条件，哈蒙德给所有家长发放了一项调查表，调查表包括如下选择权："我想了解让孩子从威洛布鲁克州立学校退学的可能性和可行性。"这项调查结束后，两个孩子被领回了家。

威洛布鲁克拥挤不堪，卫生条件差，员工人数少，这导致了许多传染病，包括肝炎的传播。为了控制肝炎的暴发，学校管理者找到纽约市贝尔维尤医院（Bellevue Hospital）的传染病专家索尔·克鲁格曼（Saul Krugman），寻找预防或治疗这种疾病的方法。克鲁格曼（Krugman）发现，每 10 个被送入威洛布鲁克的孩子中，有 9 个在到达不久后就患上了肝炎。虽然已知肝炎是由一种病毒引起的，但尚不清楚肝炎是如何传播的，是否可以预防，或由多少种不同分型的病毒引起疾病。克鲁格曼决定利用威洛布鲁克的孩子们来研究和解答这些问题。他的一些研究涉及给没有患肝炎的儿童喂食肝炎病毒。1957 年，大约 60 个 3—10 岁的弱智儿童被喂食肝炎病毒，这些肝炎病毒来自于确诊疾病儿童的粪便，在之后的几周里，克鲁格曼观察到他们出现发热、恶心、呕吐、厌食、黄疸（皮肤和眼睛发黄）和肝损伤等症状。

在威洛布鲁克研究过程中，克鲁格曼掌握了很多关于肝炎病毒的知识。他确定了两种不同的分型，即 A 型和 B 型。他明确了病毒是如何传播的。他还发现了丙种球蛋白，即一种从肝炎康复患者身上提取的可以预防疾病的血清制剂。人类显然从索尔·克鲁格曼的研究中获益匪浅。克鲁格曼认为，预防多数人严重和致命的肝炎，比引起少数人短暂性罹患肝炎更重要。但从目前的标准来看，许多人认为克鲁格曼的研究是非常不道德的。

索尔克证明，在他实验室中生长的脊髓灰质炎病毒，用甲醛灭活后悬浮在矿物油中，再注射给儿童可以诱导血液和血清产生脊髓灰质炎抗体。在沃森残疾儿童之家和波尔克州立学校的研究期间，索尔克花了很多时间通过显微镜观察接种了病毒和儿童血清混合物的细胞。他发现，即使在血清被稀释多次后，细胞仍然受到保护。"那是我生命中最激动人心的时刻。"索尔克回忆道，"与在显微镜下看到那些结果的感觉相比，接下来的一切都显得平淡无奇。"疫苗是安全的，没有出现导致任何疾病的迹象。"我成功了！"他对妻子说。

但索尔克知道他还有很长的路要走，"虽然这些研究结果是鼓舞人心的，但它们不代表现在就有一种可用的疫苗。"他说。

1953年1月23日，乔纳斯·索尔克在宾夕法尼亚州好时市（Hershey, Pennsylvania）举行的脊髓灰质炎国家基金会会议上展示了他的发现。在场的人对他的进展印象深刻，他们认为索尔克的矿物油疫苗可以保护儿童免受脊髓灰质炎的伤害。位于华盛顿特区的沃尔特·里德陆军（Walter Reed Army）医疗中心的科学主任乔·斯迈德（Joe Smadel）已准备好大力推进索尔克疫苗在数百名儿童中的大规模试验。他说："你们还在等什么？"斯迈德问道，"为什么不做好准备，进行一次真正的现场试验呢？"但是索尔克说他还没有准备好。他请求更多的时间来研制更好的疫苗。

尽管索尔克对他在沃森残疾儿童之家和波尔克州立学校的研究保密，但研究结果还是被泄露给了媒体。1953年2月9日，《时代》杂志刊登了一篇题为"新型脊髓灰质炎疫苗使我们看到了希望"的文章，旁边是索尔克的照片，声称"上周脊髓灰质炎研究领域有了实实在在的好消息"。但索尔克担心他的疫苗还没有最后成功，并且媒体会煽动这个迫切需要疫苗的国家。他担心研制疫苗的时间越少，疫苗的效果就越差。他知道，一篇报道他在沃森残疾儿童之家和波尔克州立学校研究成果的论文将在 1953 年 3 月 28 日的《美国医学会杂志》(*Journal of American Medical Association*)上发表。他想降低公众的期望。因此，他找到巴兹尔·奥康纳，要求直接向美国公众发表讲话。

索尔克在沃森和波尔克研究成果发表的两天前，1953 年 3 月 26 日晚上 10 时 45 分，乔纳斯·索尔克出现在哥伦比亚广播公司的国家广播节目《科学家为自己说话》中。在冗长地介绍了脊髓灰质炎的历史之后，索尔克继续说道："在本周报道的研究也表明，接种疫苗产生的抗体量比自然感染后产生的抗体量高。这些研究的结果似乎乐观，而且似乎这些研究方法可以实现预期目标，但这项工作还没有最后完成。"

公众对节目的反响是可以想象的。索尔克瞬间成为疫苗的化身，这种疫苗很快就将世界从脊髓灰质炎中拯救出来。对公众来说，他成了英雄。但一些科学界的研究者对索尔克谈论尚未发表的数据并迎合媒体提出批评。这次广播演说标志着部分学者对索尔克敌意的开始，这种敌意将伴随他的余生。一位批评者说："哪个成年人会天真地认为，他可以在广播和电视上谈论他正在研制的脊髓灰质炎疫苗，然后期望再回到自己隐居的生活？太天真了。不管乔纳斯信不信，那晚他在广播中鞠躬致谢，已经成为公众的英雄。"在接下来的几年里，对索尔克的嫉妒、愤怒和敌意阻碍了他的研究，限制了他向同事们证明疫苗真正价值。

1953 年的春天，乔纳斯·索尔克、他的妻子唐娜和他的三个孩子［9 岁的彼得（Peter）、6 岁的达雷尔（Darrell），还有 3 岁的乔纳森（Jonathan）］接种了矿物油疫苗。索尔克对疫苗十分自信，他说："我的自信基于信心，而不是胆量。"唐娜·索尔克回忆说："我们的孩子们排着队接种疫苗。当时我认为这是理所当然的。我对乔纳斯有十足的信心。"

索尔克相信，只要注射一剂矿物油疫苗，就能保护儿童不患脊髓灰质炎。国家基金会的疫苗研究负责人托马斯·里弗斯对此表示赞同，如果不是因为约瑟夫·贝尔（Joseph Bell），他本来会更主动地推进索尔克的疫苗研发。贝尔是美国国立卫生研究院（National Institutes of Health）的流行病学家，国家基金会聘请他设计索尔克疫苗的验证实验。贝尔认为矿物油对儿童是不安全的，因为在他的经验中，人们偶尔会出现"手臂疼痛和腹膜囊肿，需要几个月才能痊愈"。因此，收到贝尔的研究报告

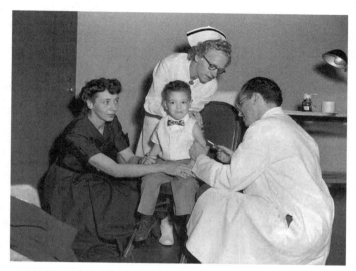

乔纳斯·索尔克为儿子乔纳森接种疫苗，1953 年 5 月 16 日（图片由迪米斯出生缺陷基金会提供）

后，国家基金会决定不使用矿物油疫苗。

　　现在考验索尔克的时候到了，他知道在不使用矿物油情况下，疫苗效果非常令人沮丧，而且只有一种不使用矿物油的制剂有效。索尔克说："我们所拥有的只是一道闪光。"1953 年 3—10 月，索尔克进行了一系列前所未有的研究，至今无人能及。他想出了一种不需要矿物油就能研制疫苗的方法，同时为了确保疫苗的安全性，他还建立了一个招致争议的数学模型。这段时间里，索尔克是在顶住各方面的巨大压力下开展这些研究的，压力来源于新闻报道、国家基金会，以及每天面对脊髓灰质炎抗议的公众。

为了研发一种不需要矿物油的脊髓灰质炎疫苗，索尔克提出了三个改进方案。他选择猴子的肾细胞（猴子的睾丸细胞已被弃用）制作了新疫苗，用更少的甲醛（甲醛被稀释到 1：4000 而不是 1：250），选择更高的失活温度 [98℉（36.7℃），而不是 33℉（0.56℃）]。为了确保疫苗的安全性，索尔克将疫苗注射到猴子的大脑中，同时接种到滚轮培养管中细胞上。结果猴子和细胞都没有感染。索尔克知道，在大规模的现场试验中，这种疫苗将很快被注射到数十万儿童身上，因此他必须找到一种方法，确保在数十万剂疫苗中，甚至连一个传染性病毒颗粒都不能出现。因此，他提出了他的"直线"灭活理论，该理论明确了感染性病毒的数量与甲醛处理时间之间的关系。这一理论是随后发生的疫苗悲剧的核心。

索尔克的直线灭活理论是这样解释的：给沃森残疾儿童之家和波尔克儿童注射的一剂疫苗的体积是 1 毫升。索尔克说，在甲醛处理前，一剂疫苗大约含有 100 万个传染性病毒颗粒。经甲醛处理后，病毒数量稳步、可预测地下降。处理 12 小时后，一剂疫苗含 10 万个传染性病毒颗粒；处理 24 小时后，一剂疫苗中存活 1 万个传染性病毒颗粒；经过 72 小时的处理，一剂疫苗中只存活

1 个传染性病毒颗粒，而其他 999 999 个传染性病毒颗粒
被甲醛灭活了。根据这种计算，疫苗中脊髓灰质炎活病
毒的数量在 3 天内被甲醛处理减少了 100 万倍。

当索尔克绘制出病毒数量与甲醛处理时间的关系时，
这些点连接成了一条直线。索尔克推断，如果再增加
3 天的处理时间，这条线仍然笔直，那么病毒数量将再减
少 100 万倍。因此，不是在一剂疫苗中有一个感染性病
毒颗粒，而是在 100 万剂疫苗中有一个感染性病毒颗粒。
再处理 3 天就可以将活病毒数量减少到 1 万亿剂疫苗中
含有一个感染性病毒颗粒，1 万亿剂疫苗比为全世界接种
所需的疫苗还多。实际上，处理 9 天几乎完全灭活脊髓
灰质炎病毒。

索尔克所构建的图表由两部分组成：一部分是研究
人员可以在实验室中验证的，另一部分假定为真实的。
测试病毒制剂，并在一支疫苗中检测 1～100 万个感染性
病毒颗粒（图表中的"事实"部分）是可行的，但通过
检测 100 万～1 万亿支疫苗来确认其中含有一个感染性
病毒颗粒是不现实的（图表中的"推断"部分）。因此，
从最初几天处理后被灭活的病毒数量推断出 9 天处理后
被灭活的病毒数量，我们大约相信这条线是直线。相反，
如果这条线弯曲回到基线，那么活病毒可能仍然存在。
1955 年春天之后的几年中，索尔克是美国或欧洲唯一相

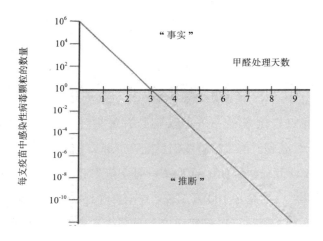

乔纳斯·索尔克的直线灭活理论

信这条直线的科学家。

　　在索尔克发表了他对儿童注射灭活疫苗研究的 8 个月后，两位杰出的研究人员难以重复他的研究结果。1953 年 11 月 10 日，在纽约举行的美国公共卫生协会会议上，芝加哥迈克尔·里斯医院（Michael Reese Hospital）的阿尔伯特·米尔泽（Albert Milzer）说："我们严格遵循了索尔克所述的甲醛失活条件。不清楚什么原因，我们未能成功将病毒完全灭活。"利用索尔克的方法，米尔泽证明了活的脊髓灰质炎病毒仍然存在，并且甲醛处理后仍可使猴子瘫痪。米尔泽警告称："在开展评估脊髓灰质炎疫苗的现场实验之前，我们认为谨慎行事是明智的……因为我们必须避免过去脊髓灰质炎疫苗研究带来的悲惨后果。"对此，索尔克非常愤怒。在给朋友的信中，他写道："这些研究人员毫无理由地指责我周密开展的实验，他们在一篇本应该强调证据而不是观点的科学论文中发表了不负责任的评论，这引起了人们的恐惧和怀疑。"

在米尔泽发出警告的 10 个月后，1954 年 9 月 8 日，索尔克在罗马向国际脊髓灰质炎研究人员展示了他的灭活数据。在陈述的最后，瑞典斯德哥尔摩卡罗林斯卡学院（Karolinska Institute）的病毒学家、诺贝尔奖委员会成员斯文·加尔德（Sven Gard）说："我们研究了甲醛对脊髓灰质炎病毒的影响，在我们的研究中，失活不是一个'直线'反应的过程……为了达到索尔克博士设定的安全范围……我们不得不将甲醛处理延长至 12 周。"换句话说，加尔德并不同意索尔克的直线灭活理论。相反，他发现，随着甲醛处理脊髓灰质炎病毒的时间和间隔越来越长，这条线开始弯曲。索尔克用 9 天时间完全灭活病毒，而加尔德用了 12 周。加尔德用以下声明结束发言："我只是想报告这些观察结果，因为我认为它们对研制安全有效的疫苗有很大影响。"

当斯文·加德提醒罗马会议研究人员索尔克的灭活方法可能存在的问题时，40 万美国儿童正在接种索尔克的疫苗。

The Grand Experiment

第 3 章 伟大的实验

人犯错误总是有可能的。

——乔纳斯·索尔克，1954 年

1953 年秋天，全美脊髓灰质炎基金会希望对乔纳斯·索尔克的疫苗进行大规模人群试验。不幸的是，索尔克疫苗尚未研制完毕，但他已经接近成功了。

1952 年，美国经历了史上最严重的脊髓灰质炎流行，58 000 名美国人，或者说每 3000 名美国人中就有 1 人受到了影响。为了验证索尔克研发的疫苗是否能预防这种发病率约为 0.03% 的疾病，需要把疫苗接种到数十万儿童身上。只有制药公司有足够的设备和资源来生产这么多疫苗，所以国家基金会就开始寻找疫苗的生产公司。

基金会接洽的第一家制药公司是来自密歇根州底特律市（Detroit，Michigan）的帕克·戴维斯（Parke-Davis）公司，该公司有生产疫苗的经验，并拥有像弗雷德·斯廷珀特（Fred Stimpert）这样的科学家，他曾研究过脊髓灰质炎病毒。基金会对帕克·戴维斯公司的专业技术印象深刻，决定授予其独家试验生产脊髓灰质炎疫苗的权利，初步计划在 8 个月内开始。

　　首先必须制订详细的生产规程，索尔克的疫苗尚在研发中，还没有制订生产规程。索尔克说："到 1953 年底，我们需要足够的疫苗。除非我与帕克·戴维斯实验室密切合作，否则将无法实现这一目标，反之亦然。我还没来得及确定哪种病毒、甲醛灭活的温度、时间、酸度等组合方式会生产出最适合临床试验的疫苗，但我发现国家基金会已经要求我承诺协助整个生产过程。意料之中的事情发生了，帕克·戴维斯对'产品'很感兴趣，而我只有一套需要开展更多研究的理论，所以帕克·戴维斯公司认为他们有可能先于我开发出疫苗。"

　　帕克·戴维斯公司对索尔克越来越失望，他们不相信索尔克清楚自己在做什么。"除了乔纳斯研发过程中存在的技术问题外，帕克·戴维斯的科学家们对乔纳斯的目标也持悲观态度。"一位基金会官员回忆道，"他们认为乔纳斯觉得在他自己的研究中还没有足够的进展来证明他的研究方法是否正确。我记得在纽约的一次会议上有一个人问了乔纳斯一些问题，得到的答案并不让他满意，他直截了当地说，乔纳斯没有疫苗。"此外，帕克·戴维斯还有其他动机，他们已经申请了另一种灭活病毒方法——紫外线照射的专利。如果帕克·戴维斯公司使用紫外线照射来灭活脊髓灰质炎病毒，他们就可以把其他公司排除在竞争之外。

随着与帕克·戴维斯关系恶化，索尔克敦促国家基金会鼓励其他制药公司参与生产疫苗。1953 年 11 月，奥康纳在纽约会见了几家公司的高层管理人员；到 1954 年2 月，又有四家公司愿意参加，他们分别是印第安纳州印第安纳波利斯市（Indianapolis，Indiana）的礼来（Eli Lilly）公司、宾夕法尼亚州玛丽埃塔市（Marietta，Pennsylvania）的惠氏（Wyeth）实验室、印第安纳州锡安维尔德市（Zionville，Indiana）的皮特曼·摩尔（Pitman-Moore）公司和加利福尼亚州伯克利市（Berkeley，California）的卡特（Cutter）制药公司。

为了吸引制药公司为人群试验生产疫苗，奥康纳提出了一个不同寻常的提议：他将以 900 万美元的价格购买 2700 万剂疫苗。奥康纳没有为人群试验买单，他认为制药公司应该自己掏钱；相反，他提出在试验结束后，购买所有公司生产的疫苗。奥康纳赌的是人群试验会证明疫苗有效。但即使疫苗无效，没有出售，公司仍然会得到生产疫苗的报酬。也就是说，巴兹尔·奥康纳和国家基金会承担了疫苗研发的风险。

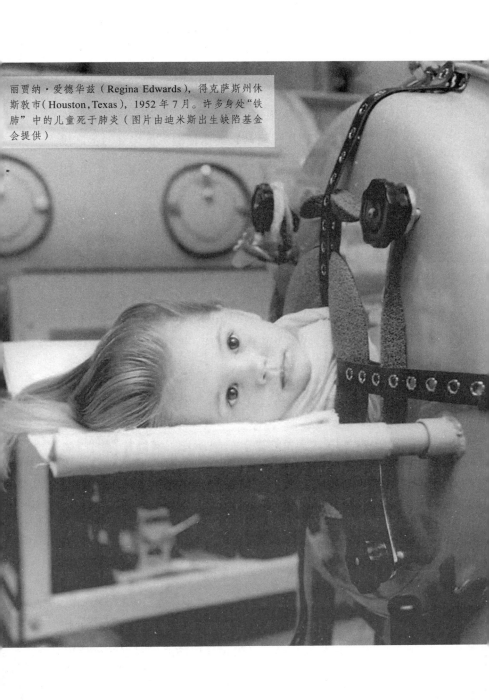

丽贾纳·爱德华兹（Regina Edwards），得克萨斯州休斯敦市（Houston, Texas），1952年7月。许多身处"铁肺"中的儿童死于肺炎（图片由迪米斯出生缺陷基金会提供）

因此，到 1954 年初，已有 5 家公司排队准备生产疫苗，但索尔克仍在犹豫是否要向他们提供详细的生产规程。在人群试验之前，索尔克发表了一篇论文，指出"用甲醛灭活脊髓灰质炎病毒传染性的方法的细节尚未发布。这些细节的完整介绍将在相应的技术期刊上报道"。然而索尔克并没有公布这些细节。

为什么乔纳斯·索尔克不愿提供详细的生产规程呢？他当然知道利害关系，国家基金会正准备给成千上万名儿童接种疫苗。在人群试验前索尔克发表的几篇论文中我们可以找到他犹豫的原因，其中索尔克详细讨论了他的灭活概念、直线灭活理论、灭活前过滤的重要性和大批量及小批量脊髓灰质炎病毒可能有不同的失活率。索尔克认为，如果制药公司的科学家理解他的理论，那么生产细节就不重要了。他把病毒灭活描述为一门艺术："这种方法很像家庭主妇在准备一种新的甜点时所用的方法。她从一个想法和一些配料开始，然后不断地尝试，这个多一点，那个少一点，不断地改进，直到最后她终于获得成功的食谱。在这个过程中，她将推导出支配食物的普遍规律，在接下来的几年里她会取得更多的进步。"

1954 年 2 月 1 日，乔纳斯·索尔克制订了一份 55 页的疫苗生产规程。第二个附录详尽描述了其直线灭活理论，并建议在灭活过程中至少收集 4 份经甲醛处理的病毒样本。但是，许多细节（如灭活前要使用的过滤器类型、灭活病毒的最大数量，以及灭活过程中样本需要检测的确切间隔时间）都没有包括在内。由于省略了这些具体的细节，索尔克给制造商提出了挑战，无论如何，他们必须使生产条件适应索尔克的直线灭活理论。并非所有公司都欢迎这种挑战，卡特制药公司的一位科学家给朋友写信说："索尔克这个名字是个肮脏的字眼。"另一位科学家说："每一批试验都是该死的研究项目。"

为了成为第一个生产出最多试验疫苗的公司，各家公司进行了数月的竞争。赢家是最有经验的疫苗生产商，即帕克·戴维斯公司和礼来公司。卡特制药公司的日子很不好过，其生产的两批疫苗没有包含全部三种脊髓灰质炎病毒，他们错误地省略了 2 型病毒。其他公司没有犯同样的错误。

约瑟夫·贝尔曾经提醒国家基金会远离索尔克疫苗，现在他在负责确定人群试验的规模和范围。贝尔决定，首先由三组人分别对每一批疫苗的安全性进行测试。三组人分别是制造商、乔纳斯·索尔克和美国国立卫生研究院。美国国立卫生研究院最终负责批准疫苗。美国国立卫生研究院负责批准疫苗的具体小组是生物制剂控制实验室（Laboratory of Biomedical Control）。尽管詹纳的天花疫苗在19世纪早期就在美国首次使用，疫苗的监管仍处于起步阶段。生物制剂控制实验室的科学家们把大部分时间花在与他们所管理的疫苗无关的研究上，疫苗监管更像是他们的业余爱好，而不是专职工作。

索尔克疫苗的试验在开始前就遇到了大麻烦。帕克·戴维斯公司和礼来公司生产的首批6批甲醛灭活疫苗中有4批中含有活脊髓灰质炎病毒。生物制剂控制实验室的负责人威廉姆·沃克曼（William Workman）首先注意到了这个问题。沃克曼性格温和、腼腆，满头白发，一生大部分时间都是联邦政府的科学家。当沃克曼发现制药公司在复制索尔克的方法有困难时，他立即致信索尔克，要求推迟人群试验。这封信写于1954年3月22日，即人群试验预期开始的几周前。沃克曼这么担心不仅是因为他在礼来公司和帕克·戴维斯公司生产的某些批次疫苗中发现了活病毒，还因为他担心在其他通过安全性测试的批次中也存在活病毒。"在这种情况下，我无法摆脱常常出现的念头……通过测试的疫苗可能含有活病毒，使用起来不安全。"沃克曼写道，"我的建议是，将人群试验推迟到满足以下情况后再进行：第一，修订规程和最低要求，以更大限度地保证最终产品的安全性；第二，证明按照这些规格制备的疫苗符合可接受的安全标准。"

沃克曼的来信导致了一场气氛紧张的会议，参会的有奥康纳、国家基金会首席科学顾问托马斯·里弗斯、美国国立卫生研究院助理主任詹姆斯·香农（James Shannon）和美国国立卫生研究院国家微生物研究所所长维克多·哈斯（Victor Haas）。其中香农是哈斯的领导，而哈斯则是沃克曼的领导。里弗斯回忆起那次会面时说："我可以清楚地告诉你，当时詹姆斯·香农和维克多·哈斯反对批准疫苗。事实上，哈斯说在他看来这种疫苗是危险的，他不会给自己的孩子接种。"

1954 年 3 月 25 日，经过激烈的谈判，最后决定要满足以下条件才能开展人群试验，即各家公司必须连续生产 11 批疫苗并通过安全测试，这样才能让人们放心得接受公司的生产方法。

但在人群试验开始之前，又遭遇了一次挫折。沃尔特·温切尔（Walter Winchell）是一名记者，他的专栏在两千多家报纸上登载，他的广播节目在鼎盛时期有 5500 万美国人收听。温切尔发现了礼来公司和帕克·戴维斯公司的疫苗中活病毒残留的问题。温切尔是八卦专栏的创始人，他的职业生涯始于这样一种观点："要想出名，就得向名人扔砖头。"1954 年 4 月 4 日，温切尔以他标志性的开场白开始了他的广播节目："晚上好，美国的先生们和女士们，以及所有海外的朋友们。大家请注意！稍

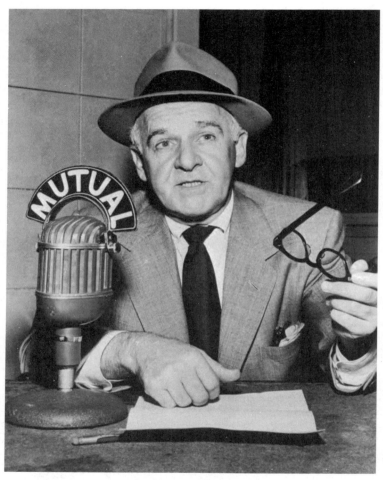

沃尔特·温切尔在麦克风前，1955 年（图片由贝特曼档案馆提供）

后我将报道一种新的脊髓灰质炎疫苗——它可能是一个
杀手！"温切尔短促有力的声音，加上他飞快的语速（每
分钟说 240 个单词），让讲话听起来就像是机关枪开火一
样。在广告时间之后，他继续说道："所有的医生和家庭
请注意：全美脊髓灰质炎基金会计划本月为 100 万儿童
接种一种新疫苗……美国公共卫生服务部门测试了 10 批
这种新疫苗。有人告诉我，他们发现 10 批中有 7 批含有
活的脊髓灰质炎病毒，并且疫苗试验时有几只猴子死了。
这种疫苗叫作索尔克疫苗，以匹兹堡大学乔纳斯·索尔
克博士的名字命名。"1 周后，温切尔在他的节目之后发
表声明，国家基金会正在储备"白色小棺材"，以应对在
人群试验期间可能发生的意外。温切尔说，他是从一个
"知名人士"那里得到这一信息的，此人是"脊髓灰质炎
基金会前研究室主任，最近刚刚被解雇"。泄密者是保
罗·德·克鲁夫。由于温切尔的报道，有 15 万名儿童由
于担心疫苗的安全性而退出了人群试验。

　　1953 年秋天，约瑟夫·贝尔建议儿童要么注射一针
索尔克脊髓灰质炎疫苗，要么注射一针流感疫苗。贝尔
推断，这样未接种脊髓灰质炎疫苗的孩子至少会得到一
些益处。疫苗瓶将被编码，注射疫苗的护士和接种疫苗
的孩子都不会知道注射的是哪一种疫苗。

　　索尔克不同意贝尔的建议，他建议儿童要么接种脊

髓灰质炎疫苗，要么什么都不接种。他无法接受孩子们以为他们在接种索尔克疫苗，而实际上并不是。争论之后，约瑟夫·贝尔辞职了。

由于贝尔的辞职，乔纳斯·索尔克脊髓灰质炎疫苗的人群试验现在既没有负责人，也没有明确的计划。1953 年 12 月，国家基金会邀请索尔克以前的导师、流感疫苗的开发者托马斯·弗朗西斯来指导试验。弗朗西斯是卫理公会牧师的儿子，他性格强硬、一丝不苟、毫不妥协。他不同意索尔克关于儿童要么接种脊髓灰质炎疫苗要么什么都不接种的观点。弗朗西斯认为，确定疫苗是否有效和是否安全的最佳方法是给儿童接种索尔克疫苗或安慰剂（具有讽刺意味的是，"安慰剂"一词源自拉丁语，意思是"我会高兴的"。安慰剂药物，如糖丸通常是出于心理而非生理上的益处）。但索尔克知道，与接种其疫苗的儿童相比，注射安慰剂的儿童更有可能瘫痪或死于脊髓灰质炎。"故意给儿童注射生理盐水安慰剂有什么道德理由呢？"他说，"每当有孩子在我手上因为注射了安慰剂而瘫痪时，我都无法理解为什么要这么做。"

经过多次辩论，人群试验共有大约 180 万名参与者，其中 42 万名儿童注射了索尔克疫苗（由帕克·戴维斯公司和礼来公司生产），20 万名儿童注射了安慰剂，120 万名儿童什么也没有注射。1954 年 4 月 26 日周一上午 9 时，

弗吉尼亚州麦克莱恩市（McLean，Virginia）的 6 岁男孩
兰迪·科尔（Randy Kerr）接种了第一针。兰迪向记者
和摄影师微笑而自豪地说这一针"没有青霉素那么疼"。
兰迪、他的父母和给他注射的护士都不知道他注射的是
什么。

　　这场由国家基金会支持的人群试验是迄今为止对医
疗用品进行的最大、最全面的测试：2 万名医师和保健
人员，4 万名注册护士，1.4 万名学校校长，5 万名教师，
并且有来自 44 个州的 20 万公民自愿参加。在 5 周内给
一、二、三年级的学生分三次注射疫苗或安慰剂，注射
部位是在左臂后侧的肱三头肌。参加这项研究的孩子会
收到一根棒棒糖，一个标有"脊髓灰质炎先锋"的别针，
以及一个避免感染脊髓灰质炎的机会。这项试验耗资 750
万美元，按今天计算将耗资约 50 亿美元。

　　试验结果很明了：试验人群中有 16 名儿童死于脊髓
灰质炎，他们都没有接种索尔克疫苗；36 名儿童患了严
重的脊髓灰质炎，他们不得不装上铁肺，这 36 人中只有
2 人接种了索尔克疫苗。最后得出结论：没有接种索尔克
疫苗的儿童瘫痪的可能性是接种过索尔克疫苗的儿童的
3.3 倍。

　　疫苗起作用了，但它安全吗？通过将一组注射过疫
苗的儿童和一组未注射任何药物的儿童对比，研究人员

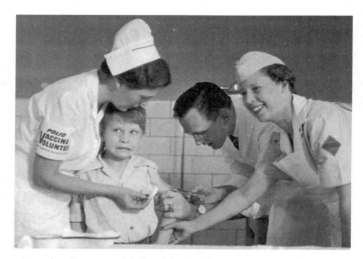

1954 年 4 月 26 日，理查德·穆尔瓦尼（Richard Mulvaney）博士在人
群试验中为儿童接种疫苗，弗吉尼亚州麦克莱恩（McLean，Virginia）
（图片由迪米斯出生缺陷基金会提供）

立即就知道疫苗不会导致脊髓灰质炎。尽管在接种疫苗
后的 2 个月内发生了几例脊髓灰质炎病例，但托马斯·弗
朗西斯认为索尔克的疫苗并不会导致脊髓灰质炎，他说：
"接种疫苗的人数很少，疫苗接种和脊髓灰质炎流行之间
在地点、时间上没有联系，从疫苗接种到普遍流行之间的
时间间隔，以及脊髓灰质炎也没有在同一家庭或者同一间
教室中传播，这些证据都支持托马斯·弗朗西斯的结论。"

索尔克、里弗斯、奥康纳和国家基金会的顾问们经
受了种种质疑：阿尔伯特·米尔泽和斯文·加德说他们

无法使用索尔克的技术完全灭活脊髓灰质炎病毒，帕克·戴维斯公司和礼来公司生产的首批 6 批疫苗中有 4 批含有活脊髓灰质炎病毒；威廉·沃克曼说在实验室检测出活的脊髓灰质炎病毒的疫苗可能是不合格的；维克多·哈斯说他不会给孩子接种疫苗；沃尔特·温切尔向美国公众宣布政府正在制造"白色小棺材"来为一种可能是"杀手"的疫苗做准备。现在已经有 42 万名儿童接种了索尔克疫苗，没有一例脊髓灰质炎明显是由疫苗引起的。这让参与脊髓灰质炎疫苗计划和测试的每个人都感到彻底的解脱。

胜利在握，托马斯·弗朗西斯计划在密歇根州（Michigan）安娜堡市（Ann Arbor）的疫苗评估中心向新闻界和公众宣布人群试验的结果。索尔克被邀请参加新闻发布会，他说："我真的认为我应该去参加那个会议，听一听报告，读一篇我自己的论文，与一些记者交谈，然后第二天回到匹兹堡和我的实验室。"索尔克没有预料到在安娜堡市等待他的是什么。

1954 年 5 月 31 日，盖洛普（Gallup）民意测验显示，更多的美国人知道乔纳斯·索尔克脊髓灰质炎疫苗的人群试验，而不知道美国总统的全名德怀特·戴维·艾森豪威尔（Dwight David Eisenhower），这是因为更多的美国人参与了脊髓灰质炎疫苗的筹资、开发和试验，而不是参与了总统的提名和选举。

托马斯·弗朗西斯面临着一项艰巨的任务，即在对结果保密的同时评估 180 万儿童的数据。他想确保在向媒体和公众发表讲话之前，自己记录并分析了每一条信息。超过 1 亿美国人向国家基金会捐款，至少有 700 万人作为基金募集人、委员会工作人员以及诊所和记录中心的志愿者与基金会密切合作。大家都对弗朗西斯的研究结果非常感兴趣。一位观察人士回忆说："无论是弗朗西斯还是其他任何人，都没有分析过涉及 180 万人的大约 1.44 亿条信息，而公众正在看他身后的数据是如何累积起来的。这有点像一名学高等数学的学生下午 5 时在42 街和百老汇交汇处做功课。"

1955 年 4 月 8 日凌晨，托马斯·弗朗西斯完成了他的报告。4 天后，4 月 12 日上午 10 时 20 分，也是最著名的脊髓灰质炎患者富兰克林·德拉诺·罗斯福去世十周年之日，弗朗西斯走上了密歇根大学校园拉克姆（Rackham）大厅的讲台。拉克姆大厅是一幢雅致的橙黄色建筑，一楼有一个大礼堂。大礼堂中坐了 500 人，其中包括 150 名新闻、广播和电视记者；后面的长桌上放着 16 家电视台的摄像机；全国有 54 000 名医生在电影院里通过闭路电视观看了这个节目；礼来公司花费了 25万美元用于转播这次活动；美国人打开收音机收听细节；

百货商店安装了扩音器；法官暂停审判，以便法庭上的每个人都可以听到托马斯·弗朗西斯即将说的话；欧洲人也在通过美国之音收听索尔克脊髓灰质炎疫苗的消息。

这场发布不同寻常。通常，科学家们会在安静、整洁、灰暗的科学会议中展示数据，而不是像拉克姆大厅那样灯光明亮、充满激情和戏剧性的场所中。"我们都惊呆了。"国家基金会的一位成员说，"我们希望在美国国家科学院召开新闻发布会，这样的场合将像所有科学家所希望的那样庄严肃穆——而在密歇根，人们正在会议室搭建电视摄像机平台。我想可以肯定的是，即使摄影师被禁止进入大厅，他们也会在场外聚集。正如奥康纳曾经说过的那样：'如果汤米（Tommy，即是弗朗西斯的昵称）要在男厕所宣布自己的发现，记者和摄影师也会在场。这件事比我们所有人都要重要。'"美联社的一位资深新闻记者表示赞同："即使弗朗西斯博士在自己的卧室里宣读这份报告，或者把它寄给他能找到的最晦涩的医学杂志，也不会有什么不同。记者们可能会闯进他的卧室，或者冲进《华尔街日报》的印刷厂，'一行一行地'把报告带走。弗朗西斯报告是今年的热门新闻。"

在弗朗西斯展示他的数据之前，报告的副本已交给媒体。"他们把报告带到了小推车上，新闻记者们跳跃着大喊：'疫苗行得通！有用！没错！'"一位记者回忆道，

083

"整个地方一片混乱，其中一名医生眼中饱含泪水。"

托马斯·弗朗西斯在拉克姆大厅的观众面前站了1小时38分钟。弗朗西斯使用一台投影仪展示了如"血清学检测""抗原效价""病毒分离"之类的词语和密密麻麻的图表、表格。演讲是枯燥乏味的，但结果很明显，即疫苗起作用了。在礼堂里，弗朗西斯在有节制的掌声中走下讲台。在礼堂外，美国人喜极而泣地拥抱了这个结果。托马斯·弗朗西斯走下讲台时，全国各地的教堂钟声齐鸣，工人们在默哀，犹太教堂和天主教堂在举行祈祷会，家长和老师在哭泣。一位店主在他的橱窗上挂了一条横幅："谢谢您，索尔克博士"。"就好像是一场战争结束了。"一位观察人士回忆道。

当天，还有另外几个人在拉克姆大厅发表讲话，他们分别是洛克菲勒基金会（Rockefeller Foundation）副主席艾伦·格雷格（Alan Gregg）、国家基金会主任巴兹尔·奥康纳和国家基金会疫苗咨询委员会主席托马斯·里弗斯，所有的讲话都简短而动人。当乔纳斯·索尔克站起来发言时，沃森残疾儿童之家的主席哈里·斯坦博（Harry Stambaugh）站起来鼓掌，其余的观众也立即站起来鼓掌，索尔克在热烈的掌声中走上讲台。

对公众来说，乔纳斯·索尔克是几十年来为消除脊髓灰质炎恐怖所做努力的化身。在他之前的卢·格里格

（Lou Gehrig）说过"今天我认为自己是地球上最幸运的人"，在他之后的尼尔·阿姆斯特朗（Neil Armstrong）说过"我的一小步，人类的一大步"，索尔克原本可以像他们那样就脊髓灰质炎及其征服史说几句感慨而深刻的话，但索尔克并没有。他对人群试验的结果感到失望，他知道自己的疫苗可以改进，他把这次会议看作是一个机会，对如何通过适当的修改使疫苗可以诱导出更多的脊髓灰质炎抗体和终生免疫进行了长篇讨论。托马斯·弗朗西斯被索尔克的陈述激怒了，他与索尔克对质。"你的讲话让我觉得很痛苦。"弗朗西斯对索尔克说，"你说这些到底为了什么？你无权要求疫苗百分百有效。你到底怎么回事！"索尔克的陈述也激怒了托马斯·里弗斯。"这本该是属于汤米·弗朗西斯（Tommy Francis）的日子。"里弗斯说，"索尔克应该闭上他的嘴。汤米在几周内分别报告了三次注射的结果，而索尔克就是怕被汤米抢了风头，所以站出来发表演讲说汤米这样做是错的。索尔克就是想掺和事，不能安静下来让汤米享受属于他的日子。该死的，疫苗的剂量表根本就不必在那天修改。"在这一天结束之前，索尔克和他同事之间的鸿沟已经拉大并且无法弥补了。

1955 年 2 月 22 日，在安娜堡市新闻发布会的 2 个月前，乔纳斯·索尔克出现在爱德华·R. 默罗（Edward R.

085

Murrow）的节目《现在就看》中。他回答了有关疫苗的问题："我想说，这不是索尔克疫苗，这是脊髓灰质炎疫苗。这是由在脊髓灰质炎领域和其他相关领域工作的人们共同贡献的结果。很明显，这是前人留下的巨大遗产，可以这么说，我恰巧有机会在这个特定的时间来到这里，可以借鉴之前所有研究人员的丰富经验。"索尔克在安娜堡市演讲的开头，感谢沃森残疾儿童之家的工作人员及患者、巴兹尔·奥康纳和国家基金会的成员、匹兹堡大学的行政人员和受托人及实验室成员，他说："如果不是包括我们实验室在内的众多团队中的每个人做出贡献和分享，这个机会就没有意义了。"索尔克是谦虚的，对他人是心存感激的，但他的许多同事认为他积极而厚颜无耻地追求一种不属于科学家的明星地位，他们为此而讨厌他。

1955年4月13日，在安娜堡市宣布消息后的第2天，《纽约时报》刊登了题为"索尔克脊髓灰质炎疫苗证明成功"的文章。相关文章称"对索尔克疫苗的正式裁决是在一场喧嚣和戏剧中披露的，比起医学会议来更像是一场典型的好莱坞首映"。从那天起，乔纳斯·索尔克就被指责如好莱坞一般喧嚣和戏剧性，被指责迎合媒体，将自己的名字放在疫苗上，而该疫苗充其量只能暂时解决脊髓灰质炎，并会因随之而来的悲剧而备受指责。索尔克说："安娜堡市会议也给我造成了伤害。"

How Does It Feel to Be a Killer of Children
第4章 当一名"儿童杀手"
的感觉如何

> "今天真是美好的一天。对全世界来说都是美好
> 的一天。这是历史性的一天。"
>
> ——美国卫生、教育和福利部部长
> 奥维塔·卡尔普·霍比（Oveta Culp Hobby），
> 签署脊髓灰质炎疫苗分发和销售许可，
> 1955 年 4 月 12 日

美国国立卫生研究院下属的小型联邦机构生物制品
控制实验室（Laboratory of Biologics Control）负责颁发
疫苗许可证，该机构因发生在 20 世纪初的一个神奇的事
件而成立。1901 年，一场白喉席卷了密苏里州（Missouri）
的圣路易斯（St. Louis）。白喉是由白喉杆菌释放的毒素
引起的，毒素在孩子喉咙后部形成一层厚厚的灰色涂层，
使其难以吞咽和呼吸，同时还能导致心力衰竭、瘫痪，
而当喉咙肿胀非常严重时，会使孩子死于窒息。在 20 世

纪早期，白喉是美国青少年最常见的杀手之一，每年有多达 20 万人感染白喉，并导致 11.5 万人死亡。

儿童通过接种"白喉抗毒素"来预防白喉。"白喉抗毒素"是一种通过给马注射白喉毒素并收集其血清而制成的制剂。在 19 世纪末和 20 世纪初，许多公司和公共卫生机构制造了白喉抗毒素。1901 年 10 月，在圣路易斯白喉暴发期间，5 岁的维罗妮卡·尼尔（Veronica Neill）接受了白喉抗毒素注射治疗。很快，她的脸部和喉咙出现了痉挛，10 月 26 日，她死于破伤风。

破伤风比白喉少见得多，它是由破伤风梭菌引起的。破伤风梭菌生活在土壤中，通常经由伤口进入被生锈的钉子或玻璃刺穿后的人体。但维罗妮卡并没有割伤自己，她也不是圣路易斯唯一一个突然意外死于破伤风的孩子。一共有 13 名儿童死于破伤风，这些人均接种了来自市卫生局制作的同一批次的白喉抗毒素。维罗妮卡的医生打电话给卫生部门，后者迅速召回了抗毒素。调查发现，有一匹被用来生产白喉抗毒素的马感染了破伤风，所以致命的破伤风毒素被意外地注射到儿童体内。1901 年秋天，在新泽西州（New Jersey）的阿姆登市（Camden）发生了一起类似的事件，当时 9 名儿童在接种了被破伤风细菌污染的天花疫苗后死于破伤风。

为了避免悲剧再次发生，1902 年 7 月 2 日，国会颁布了生物制品管制法（Biologics Control Act），随后由西奥多·罗斯福（Theodore Roosevelt）总统签署，成为法律。联邦政府开始规范管理"任何用于预防和治疗人类疾病的病毒、治疗血清、毒素、抗毒素或类似产品"的运输。

1955 年，生物制品控制实验室的年度预算为 327 000 美元（大约是其即将管理的疫苗试验费用的 1/20）。实验室的工作人员由 45 人组成，其中 10 人是医生或科学家。1955 年春天，实验室没有一个成员研究过脊髓灰质炎病毒，也没有发表过一篇关于该疾病的文章。这 10 名专业人员负责测试 200 个独立的产品，监督 150 多家机构。虽然生物制品控制实验室颁发了一千多个许可证，但脊髓灰质炎疫苗许可证是特别的。从来没有一个产品的测试如此广为人知，也从来没有一个许可证如此备受期待。在公众的关注下，在美国国家基金会（National Foundation）和政客的持续压力下，该机构被寄予厚望，希望能迅速采取行动。"他们（生物制品控制实验室）不知道怎么办，也没有专业知识。"一名前员工回忆说。

1955 年之前，脊髓灰质炎疫苗的研究、开发和测试一直是国家基金会负责的。现在疫苗掌握在生物制品控制实验室手中。托马斯·里弗斯和巴兹尔·奥康纳认为，脊髓灰质炎疫苗获得许可后，他们的工作就完成了。但

089

是里弗斯和奥康纳对把此事交接给政府表示担忧，他们认为公共卫生部门的人对此一无所知。

里弗斯和奥康纳的担心是有原因的。用于人群实验的疫苗（美国国家基金会监管）和后来出售给公众的（生物制品控制实验室监督）疫苗之间有一些本质区别。

第一，国家基金会聘请公司根据索尔克工艺流程（Salk protocol）（这份协议长达 55 页）的规格生产产品。生物制品控制实验室则要求生产商按照一份仅 5 页的，名为"最低要求"的文件来生产疫苗。根据规定，公司只要遵守政府的这个文件生产疫苗即可。

第二，国家基金会要求每家公司至少连续生产 11 批次合格的灭活疫苗。生物制品控制实验室则要求"该方法要稳定有效和可靠地制备一系列批次灭活疫苗"，而"稳定"和"系列"却没有明确定义。

第三，索尔克工艺流程有 5 页半的内容都在阐明灭活的概念和技术，强调灭活应该至少有 4 个数据点来绘制直线，证明病毒已无传染性。而生物控制实验室用了 5 句话代替了这 5 页半的篇幅，要求"安全的甲醛处理时间是只剩一个活病毒时甲醛处理时间的 3 倍"，但是没有给出试验所需要的样品数量和所需要的甲醛处理时间。

第四，国家基金会要求用甲醛灭活病毒，"最终浓度为 1/4000"。生物制品控制实验室则说"如果使用甲醛灭活"。使用"如果"这个词是为了迎合帕克·戴维斯使用紫外线灭活病毒。然而紫外线灭活制备的脊髓灰质炎疫苗的安全性和有效性从未在人体上进行过试验。

第五，政府对制药公司的监管还有一个更大的缺陷，即没有相关的规定要求生产商将未通过安全测试的疫苗批次通报给政府。如果一批脊髓灰质炎疫苗含有活的脊髓灰质炎病毒，该公司没有报告该批次，联邦政府也就不知道它的存在。生物制品控制实验室辩驳说："制造商完全有权利生产一批在最终的安全、纯度和效力测试中失败的产品，只要这批产品没有卖给公众。"

托马斯·弗朗西斯宣布了人群试验的结果后，1955年 4 月 12 日 14 时 45 分，生物制品控制实验室主任威廉·沃克曼把 15 名许可顾问委员会的专家聚集到安娜堡的一家宾馆里。他们的任务是决定是否授予礼来公司、帕克·戴维斯公司、皮特曼·摩尔公司、惠氏公司和卡特公司疫苗生产许可证。这些人不是脊髓灰质炎专家，他们只是联邦政府的代表。委员会的每个成员都得到了一份沃克曼人群试验报告的副本（共 113 页）和关于 40 批疫苗如何生产的详细说明（每个方案约 50 页）。这个小组的大多数成员都是第一次看到了这些大约 2000 页的信息。

尽管有大量的工作要做，顾问委员会还是迫于压力迅速作出决定。美国卫生、教育和福利部（Department

of Health，Education，and Welfare）部长奥维塔·卡尔普·霍比已经安排好了当天晚些时候的新闻发布会，会上她将正式签署生产许可证。霍比是一位资深的公共卫生人员，她曾是《休斯敦邮报》（Houston Post）的执行副总裁，第二次世界大战期间担任女子陆军（Women's Army Corp，WAC）的指挥官，她获得了杰出服务勋章（Distinguished Service Medal），并成为联邦安全局负责人。她是一个坚韧、务实、足智多谋、成功且有权势的女人，她希望许可证颁发的流程能快速通过。

092

沃克曼的顾问委员们围坐在一张大桌子旁，审查制造商的协议。伊利诺伊州（Illinois）卫生部实验室主任霍华德·肖内西（Howard Shaughnessy）参加了会议："据我回忆，委员们直到大约 14 时 45 分才聚在一起。我们被要求很快作出决定。霍比女士正在电话的另一端等待我们的答复。他们想让我们在 16 时前给出答案，但委员会不同意这样做，认为这催得太紧了，所以我们同意在当天 17 时前看看能否作出决定。大家对弗朗西斯博士的报告进行了一般性的讨论，我们没法对此进行深入讨论，因为我们在今天上午之前还没有看到过这份报告。"

经过两个半小时的讨论，小组成员一致同意所有五家公司均获得疫苗生产许可证。今天，想要生产一种疫苗，至少需要 1 年的时间来申请疫苗生产的许可证，而且支持性的文件大约需要长达 6 万页。

很不幸,顾问委员会漏掉了一个重要信息,即生物制品控制实验室直接负责脊髓灰质炎疫苗的柏妮斯·艾迪(Bernice Edd)最近有一项令人不安的发现。艾迪临危受命要求审查确定疫苗公司生产的脊髓灰质炎疫苗是否含有活病毒。虽然只有帕克·戴维斯公司和礼来公司生产了用于人群试验的疫苗,但是皮特曼·摩尔公司、惠氏公司和卡特公司在获得生产许可前几个月就已经向实验室提交了他们的疫苗样品。艾迪说:"这是一种以前从未生产过的产品,而他们打算马上在人群里使用它。"艾迪用牙科用钻头在 12 只被麻醉的猴子的头骨上开个小洞,然后给他们的大脑注射脊髓灰质炎疫苗,其他 6 只猴子通过肌内注射。

艾迪发现,卡特公司实验室提交的 6 批疫苗中有 3 批致使猴子瘫痪。后来,她问一位同事:"你猜这些猴子怎么回事?""它们得了脊髓灰质炎。"研究人员推测。"不!"艾迪回答说,"它们被注射了脊髓灰质炎疫苗。"艾迪从猴子身上取出脊髓,令她震惊的是,她发现了活的脊髓灰质病毒。她向威廉·沃克曼报告了这些结果,但沃克曼从未告诉许可顾问委员会柏妮斯·艾迪的发现。尽管卡特公司没有向公众出售这些被污染的疫苗,艾迪发现的脊髓灰质炎活病毒说明卡特公司制造过程中存在安全隐患。

093

"我知道，这将会是一场灾难。"她对一个朋友说。

17 时 15 分，在新闻发布会 1 小时后，奥维塔·卡尔普·霍比与托马斯·弗朗西斯和乔纳斯·索尔克一样成为焦点，她签署了许可证，允许五家制药公司分发脊髓灰质炎疫苗。那天晚上，全国各地的诊所收到了标有"脊髓灰质炎疫苗：紧急物品"的纸板箱。

在奥维塔·卡尔普·霍比签署允许卡特公司生产出售疫苗许可证的当天，朱利叶斯·扬纳（Julius Youngner）登上了飞往旧金山市（San Francisco）的飞机，去参加一次学术会议。扬纳是索尔克实验室的重要成员之一。与索尔克实验室别的成员一样，扬纳对索尔克在安娜堡新闻发布会上的声明中没有提到他们的名字而感到悲伤。"我们都是很辛苦的一线研发人员，有些人因为未被索尔克提及委屈得都哭了。"扬纳说。

扬纳在酒店收拾行李时接到了卡特公司研究副主任拉尔夫·霍利翰（Ralph Houlihan）的电话。

霍利翰：你们在完全灭活这个技术上有没有遇到过困难？

扬纳：你是什么意思？

霍利翰：病毒被"灭"后，我们仍然发现病毒日复一日地存活着。

扬纳：我得看看你们是怎么做的，才能解决你们的问题。

霍利翰派了一辆私家车到旧金山，把扬纳带到伯克利，那里是卡特公司办公室和生产基地。当他到达时，扬纳注意到卡特公司的科学家们紧张而神秘："他们看起来是烦躁的，非常烦躁不安。"

扬纳首先参观了卡特公司制作脊髓灰质炎疫苗的工厂。那是由混凝土楼板、粉刷石膏墙和天花板及灰泥外墙构建而成的不起眼的单层建筑。

在参观了这座建筑并审查了疫苗生产记录后，朱利叶斯·扬纳震惊无比。卡特公司在同一间房间里培养脊髓灰质炎活病毒，同时储存灭活的疫苗；它的病毒灭活曲线不是扬纳在他自己的实验室观察到的那种直线。生产记录写得很马虎，设施很拥挤，疫苗生产工艺流程字迹难辨甚至是错误的。"他们看起来好像不知道自己到底在干什么。"他说。

1955 年 4 月中旬，朱利叶斯·扬纳可能是除卡特实验室之外唯一一个知道卡特公司在灭活脊髓灰质炎病毒的工艺上困难重重的人。当他回到匹兹堡时，扬纳告诉索尔克他访问了卡特公司，并自愿写信给生物制品控制实验室的威廉·沃克曼和国家基金会的巴兹尔·奥康纳，

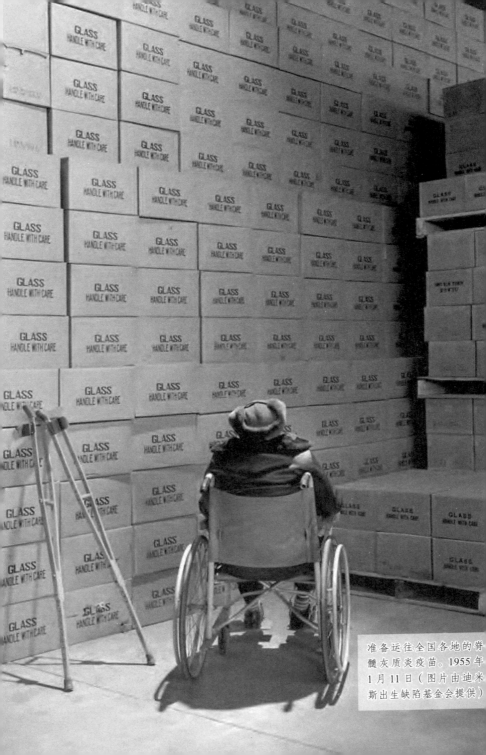

准备运往全国各地的脊髓灰质炎疫苗。1955年1月11日（图片由迪米斯出生缺陷基金会提供）

敦促政府撤回卡特公司的疫苗。索尔克主动提出由他自己来写这些信，但事实上索尔克从来没有写过这些信。50 年来，朱利叶斯·扬纳一直因为他的不作为承受了巨大的压力。"没有一天我不因这件事感到自责。"扬纳说，他凝视着窗外匹兹堡市白雪皑皑的街道，"我可以做点什么，但我没有。我太信任别人了，太天真了。我责怪过乔纳斯，但我更应该责怪自己。我提出诉求后没有跟进。我与索尔克的关系也不复从前。几年前我见过他，提醒他我从卡特公司回来的那天发生的事情。他什么也没说，就好像他已经全忘了。"除了索尔克，扬纳从来没有告诉别人他在卡特实验室看到的东西。

　　1955 年 4 月 12 日和 13 日，生物制品控制实验室批准了 13 批脊髓灰质炎疫苗的分发和销售：6 批来自卡特公司，2 批来自礼来公司，3 批来自帕克·戴维斯公司，2 批来自皮特曼·摩尔公司。4 月 19—21 日，卡特公司又发售了 3 批疫苗。在接下来的 2 周里，包括惠氏公司在内的 5 家公司分发了 40 批大约 500 万剂疫苗。

　　4 月 25 日，距离儿童第一次接种脊髓灰质炎疫苗已经过去了 13 天，芝加哥的公共卫生服务区域医务主任哈罗德·格兰宁（Harold Graning）打电话给威廉·沃克曼。格兰宁告诉沃克曼，一名 1 岁婴儿的腿在接种脊髓灰质炎疫苗 8 天后完全瘫痪了。第二天中午 12 时，加利福尼亚卫生部的流行病学家罗伯·丹亚（Robert Dyar）给沃克曼打电话，说来自圣地亚哥的两个 7 岁男孩在接种脊髓灰质炎疫苗 7 天后，左臂瘫痪。14 时，丹亚又打电话给沃克曼说，一个来自文图拉县（Ventura）的 15 月龄男孩，在接种疫苗 9 天后，他的左臂瘫痪了。16 时，丹亚再次打电话给沃克曼，说来自纳帕县（Napa）的 20 月龄儿童，以及来自奥克兰市（Oakland）的 4 岁儿

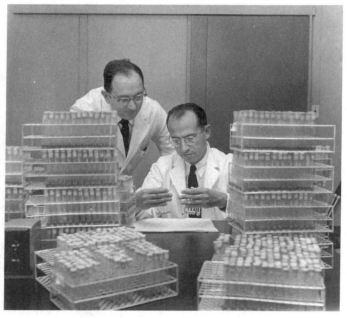

朱利叶斯·扬纳（左）与乔纳斯·索尔克，1954 年 10 月（图片由迪米斯出生缺陷基金会提供）

童，都在接种疫苗后出现左臂瘫痪。虽然 5 家公司在 4 月 26 日前已经生产和分发了脊髓灰质炎疫苗，但所有 6 名瘫痪儿童都使用了同一家公司——卡特公司的疫苗。

距离约翰·柯尔默给儿童注射尚有活性的脊髓灰质炎疫苗并导致其瘫痪和死亡事件已经过去 20 年了。在这 20 年里，研究人员相信他们学会了如何灭活脊髓灰质炎病毒，他们已经开发了复杂的方法来检测疫苗中的活性脊髓灰质炎病毒。1954 年，他们在 40 多万儿童中进行了疫苗试验。尽管多年来在改进和完善脊髓灰质炎疫苗方面累积了很多经验，但一连串的事件让直接负责许可公司生产和销售疫苗的威廉·沃克曼重新体验了过去脊髓灰质炎带来的恐惧。

4 月 26 日下午 6 时，沃克曼打电话给他的老板维克多·哈斯，哈斯又打电话给他的老板詹姆斯·香农。香农和哈斯决定在当晚召开一次紧急会议，与会者包括沃克曼、美国医务总监（Sergeon General）助理戴维·普莱斯（David Price）、亚特兰大传染病中心（Communicable Disease Center in Atlanta）[现为美国疾病控制与预防中心（Centers for Disease Control and Prevention）]首席流行病学家亚历山大·朗缪尔（Alexander Langmuir）、生物制品控制实验室助理主任罗德里·克穆雷（Roderick Murray）和美国国立卫生研究院经验丰富的病毒学家卡尔·哈贝尔（Karl Habel）。开会是为了确认是否是卡特的疫苗导致了瘫痪。因为儿童只接受了一剂疫苗，而疫苗即使接种三剂也不能100%有效，而且由于脊髓灰质炎当时在美国仍然流行，所以在儿童接种卡特公司生产的疫苗之前，可能已经感染了脊髓灰质炎。

首先，该小组审查了与这6起案件有关的批次疫苗的生产工艺流程。他们不知道的是，卡特公司只向他们发送了通过该公司安全测试的批次疫苗工艺流程（并已出售给公众）；他们不知道1/3的卡特公司的疫苗没有通过安全测试，这些没有通过安全测试的疫苗或者被销毁，或者被甲醛重新处理。一位审查参与者后来回忆说："我们检查了卡特公司在该批次疫苗上提交的工艺流程，我们没有看到任何错误。直到几天后，我们才发现卡特公司只寄给我们通过安全测试批次的疫苗记录。但我们在26日不知道这些。我们必须谨慎行事，但我们不想破坏整个疫苗接种项目，当时的局势非常紧张。"

接下来，小组打电话给加利福尼亚卫生部的几位代表，了解更多信息。亚历山大·朗缪尔发现这些案例惊人地相似："当我们开始掌握越来越多的信息后，我跟其他人都相信，病例可归因于一个共同的来源——卡特疫苗。每个孩子接种疫苗几天后就生病了。每一个病例的第一次瘫痪部位都是接种部位。而在同一社区未接种疫苗的儿童中，没有发生类似的脊髓灰质炎。"

最后，小组审议了备选方案。朗缪尔强烈认为所有的卡特疫苗都应该被召回："我相信我们避免灾难的唯一希望是立即将卡特疫苗从市场上撤回。"比尔·沃克曼（Bill Workman）同意了，但其他人赞成观望，他们认为这一切都可能是虚惊一场，在进一步明确发生了什么之前，过激的行动可能是一个错误。

经过 7 小时的讨论，小组无法达成一致意见。4 月27 日清晨，戴维·普莱斯打电话给他的老板，即美国医务总监伦纳德·A. 舍勒（Leonard A. Scheele），告诉他目前的僵局。作为美国卫生局局长，舍勒将作出最后决定。加利福尼亚接种疫苗要到东部时间上午 11时30 分才开始，舍勒决定推迟他的决定，并要求召开一次脊髓灰质炎专家会议。1955 年 4 月 27 日上午 8 时，维克多·哈斯安排了电话会议。会议由哈斯主持，参加会议的有美国医务总监助理戴维·普莱斯、人群试验主任托马斯·弗朗西斯、沃尔特·里德（Walter Reed）、医疗中心科学主任乔·斯迈德、伊利诺伊州卫生部实验室（Illinois State Health Department）主任霍华德·肖内西和匹兹堡大学公共卫生学院（University of Pittsburgh School of Public Health）流行病学教授威廉·麦克道尔·哈蒙（William McDowall Hammon）。他们都是经验丰富的脊髓灰质炎研究人员。这次电话会议的记录显示，这六个人知道有问题，但是不知道该怎么办。

哈斯：由于最近两天发生了一些与脊髓灰质炎疫苗有关的事件，我们应医务总监的要求打电话给你们。

威廉·沃克曼接着描述了芝加哥和加利福尼亚报告的 6 例脊髓灰质炎病例及卡特提交的疫苗生产工艺流程。

沃克曼：协议已经经过了仔细的审查，并在疫苗发布前进行了审查，据我所知，制造商完全按照政府的要求进行了安全试验。

哈斯：我们所关心的问题，以及医务总监想征求的意见，是我们应该怎么办？我们可以要求制造商撤回所有疫苗，或等等看会发生什么，如果我们选择后者的话，今天将在加利福尼亚开始提供疫苗接种服务了。今天凌晨 3 时，加利福尼亚卫生部说他们遵照我们的决定执行。

哈斯被问及卡特疫苗的分发量和使用量。

哈斯：他们已经发送了 165 000 剂。最乐观的估计是可能有一半已经使用了。

事实证明，卡特制药公司的高管严重低估了实际接种了该公司疫苗的儿童人数。

哈蒙：我认为在获得更多的数据之前，人们应该非常谨慎地使用卡特疫苗。

斯迈德：我不知道如何把卡特疫苗挑出来并停止该疫苗的接种；如果要这样做的话，恐怕就必须停止所有的接种工作。

沃克曼：对于其他制造商我们一无所知。在事态发展下，我个人认为要检查每一个制造商的情况。如果事态发展，我们要跟制造商们共同应对。

哈蒙：我不认为我们有任何权利在这个时候惩罚其他制造商。我认为一切责任都应该指向卡特公司。

哈斯：如果我理解正确的话，现在我们有两种解决办法，一种是立即终止接种所有卡特疫苗，另一种是在两个或最多四个批次后执行终止行动，我理解得对吗？

弗朗西斯：在不知道卡特疫苗在其他地方的使用情况下，我们是在瞎说。关于你提出的问题，没有足够的数据来佐证你的猜想。

沃克曼：根据制造协议，我没有任何理由怀疑卡特其他批次的产品。

斯迈德：嗯，这让你很为难。

哈斯：如果医务总监根据我们现在所能确定的情况，决定立即停止所有卡特公司疫苗的使用，会有人有异议吗？

斯迈德：我认为必须紧急执行终止接种程序。

哈蒙：在斯迈德博士建议的基础上，我希望能更具体一点。我认为应该非常谨慎地使用卡特公司疫苗，直到获得更多的数据。

哈斯：那如果医务总监什么都不做，你认为怎么办才好？

斯迈德：我认为他们最好还是要做点什么。

小组最终未能形成明确一致的计划。维克多·哈斯后来回忆说："大家都同意医务总监应该采取一些行动，但他们在应该怎么做上没有达成一致意见。他们甚至在是否要停止使用卡特疫苗上也未能达成共识。他们倾向于不停止整个接种计划，但他们说他们会支持医务总监的任何决定。"两组医生和科学家已经权衡了他们的选择，两组都无法作出决定。

现在由美国医务总监伦纳德·A.舍勒来决定了。47岁的舍勒出生于印第安纳州韦恩堡（Fort Wayne, Indiana），毕业于密歇根大学，并获得底特律医学与外科学院（Detroit College of Medicine and Surgery）[现为韦恩州立大学医学院（Wayne State University School of Medicine）]的医学博士学位。从他的职业生涯开始，舍勒就对公共卫生感兴趣。实习后，他开始在旧金山、圣佩德罗（San Pedro）和檀香山（Honolulu）的检疫站进行一系列轮转。珍珠港事件后几天，舍勒向陆军医疗部门报到，并在意大利、德国和非洲服役。1948 年，他被任命为美国医务总监。3 年后，1951 年 4 月 24 日，伦纳德·舍勒提出了一项关于对公共饮用水进行氟化的建议，这一建议在当时引起了很大轰动。

1955 年 4 月 27 日上午，舍勒有几个选择。他可以选择什么都不做，这样就冒着出现更多由卡特疫苗导致瘫痪病例的风险。他也可以召回与 6 个报告的病例有关批次的卡特疫苗，那要承担其他批次的卡特疫苗也导致瘫痪病例的风险。他也可以召回所有卡特的疫苗，这要冒着其他疫苗公司生产的疫苗也有可能造成瘫痪的风险。或者他可以召回所有的脊髓灰质炎疫苗，冒着让儿童感染脊髓灰质炎的风险，这么做的话，这一流行病将在几个月内席卷全国。

舍勒还要面对一个问题，那就是他并没有权力强迫卡特实验室召回疫苗。生物制品管制法赋予联邦政府许可疫苗生产的权力，但没有授权阻止一家公司出售已经获得许可的疫苗的权利。如果舍勒决定撤回卡特公司的疫苗，该公司必须得自愿撤回。

卡特实验室由爱德华·埃亨·卡特（Edward Ahern Cutter）创立。他出生于魁北克省（Quebec）的萨顿市（Sutton），位于蒙特利尔市（Montreal）南部的一个小村庄。当他 18 岁的时候，爱德华·埃亨搬到加利福尼亚圣

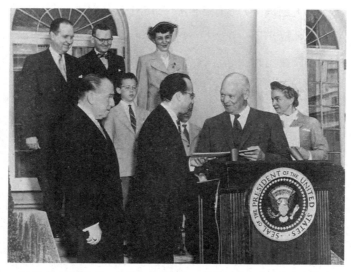

1955 年 4 月 23 日，美国总统德怀特·戴维·艾森豪威尔在白宫玫瑰园给乔纳斯·索尔克授予荣誉勋章。仪式距离第 1 位注射脊髓灰质炎疫苗后出现瘫痪的小孩还有 2 天。奥维塔·卡尔普·霍比（右前）、巴兹·奥康纳（左前）、医务总监伦纳德·舍勒（左后）和唐娜·索尔克（右后）共同参加了典礼。索尔克的儿子彼得（中间）和达雷尔（照片部分遮挡）也在场（图片由迪米斯出生缺陷基金会提供）

华金山谷（California，in the San Joaquin Valley）的特拉弗（Traver），成为一名药剂师学徒。在 19 世纪末，特拉弗是一个商业发达、能源丰富的城镇，但后来当圣达菲铁路线建在山谷的东侧时，特拉弗的环境就恶化了。于是爱德华·埃亨搬到了加利福尼亚州的圣哈辛托（San Jacinto），他在市中心买下了一家小药店。在商店的后面，一个长宽各 8 英尺（约 2.44 米）的房间里，他建立了一个实验室。该实验室为当地医生提供血液和尿液检测服务。

1897 年，27 岁的爱德华·埃亨·卡特从圣哈辛托搬到了加利福尼亚州的弗雷斯诺（Fresno，California），他结了婚并买了另一家药店，这是镇上第一家有冰淇淋店的药店。爱德华·埃亨在药店后面建立一个诊断实验室，并命名为卡特分析实验室（Cutter Analytic Laboratory）。实验室分析尿液（确定是否存在细菌）、血液（确定白细胞和红细胞数目）、痰液（确定患者是否感染白喉或肺结核）。用来测试细菌感染的豚鼠，被养在商店后面的浴缸里。

1903 年，卡特分析实验室从弗雷斯诺搬到伯克利，成为卡特实验室。卡特是美国最早的制药公司之一，其主要产品是黑腿病疫苗。黑腿病是一种在牛群中发生的由细菌（气肿疽梭菌）引起的传染病。主要症状是小腿变黑并伴有高热，食欲不振，跛行，肌肉肿胀。随着疾病的发展，肌肉溶解，变得肿胀和呈现黑色。由于生长的细菌产生气体，用手按压时会产生噼啪的声音。由于黑腿病是加利福尼亚牛群发生传染病和死亡的主要原因，所以农场主们想找到预防它的方法。

为了制造黑腿疫苗，爱德华·埃亨·卡特后来在他的三个儿子罗伯特（Robert）、泰德（Ted）和弗莱德（Fred）的帮助下，从受损肌肉中提取细菌和毒素，并使用化学物质将其灭活。泰德·卡特对于帮助他父亲制作黑腿疫苗的过程记忆犹新："我清楚地记得我那份臭气熏天的工作。他们给小牛注射致命的黑腿细菌。小牛死后，他们提取了肌肉组织，并挤出了所有的组织液，然后把组织液放到罐子里。这种组织里的气味不仅沾染在你的衣服上，还弥漫在皮肤上，无处不在。"黑腿疫苗以"黑腿菌苗"（Blacklegol Bacterin）之名出售，每剂 10 美分。

卡特实验室还制造了其他兽用疫苗：猪瘟疫苗，用于预防经常导致重度感染且致死率很高的猪瘟；马脑脊髓炎疫苗，用于预防一种导致马不断衰竭的神经系统疾病；以及炭疽疫苗，用于预防牛感染并可致命的呼吸道疾病。

卡特实验室也生产人类疫苗。它最先推出的两种人类疫苗分别针对天花和狂犬病。罗伯特·卡特在青少年时期就参与制作了天花疫苗，他后来成为卡特实验室的负责人："（小牛）被放在桌子上，双脚倒立，绑在四根高耸的木条上。"他回忆说："它们肚子上的毛被剃光了，人为地抓出轻微的抓痕……然后把疫苗接种在小牛的肚子上，小牛就这样被绑着……几天后，小牛死了。人们用刮刀或带有锋利边缘的勺子从它们身上刮取疫苗。我对此了如指掌，因为那是我的工作之一。"1904 年，卡特实验室首次销售天花疫苗。

　　如今，卡特实验室最闻名于世的产品是以其名字命名的驱虫剂，但在 1910—1955 年，它也推出了许多创新和成功的医疗产品。应对第一次世界大战期间预防破伤风的需求，卡特成为美国第一家生产破伤风抗毒素的公司；它还生产针对白喉和链球菌的抗毒素。卡特还是首批生产白喉、破伤风和百日咳疫苗的公司之一，也是全球首家将这三种疫苗合并成一剂接种的公司。这种联合疫苗（也被称为 DTP）在美国已经使用了几十年。

　　卡特还是美国第一家通过添加氢氧化铝来增强疫苗免疫反应的公司。今天的许多人类疫苗都使用氢氧化铝和其他铝盐作为免疫佐剂。卡特是第二次世界大战期间最早生产血液产品（如血浆）并批量生产青霉素的公司之一，也是战争结束后唯一继续生产血液产品的公司。

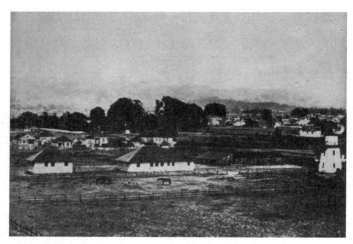

1903 年的卡特实验室，站在前方的是用来生产抗毒素的马匹，清晰可见（图片由拜耳公司提供）

　　卡特公司还彻底改变了静脉输液这一领域。在卡特进入这一领域之前，含有糖和矿物质的溶液只能在皮肤下或肌肉中给药，不能静脉给药，因为用于给药的瓶子和塑料管通常含有致热原，这些物质会导致患者高热，有时还会产生致命反应。卡特实验室研发了不含致热原的吊瓶和导管，也首次研发了能够通过静脉注射用于补充身体流失的水分和矿物质的液体。静脉输液深受欢迎，为卡特的其他产品在东部和中西部打开了市场。

　　卡特公司也是首批召回医疗产品的公司之一。1948 年 4 月，它向佛罗里达州（Florida）、肯塔基州

（Kentucky）、密西西比州（Mississippi）、亚拉巴马州（Alabama）和佐治亚州（Georgia）的医院运送了 2900 多瓶含葡萄糖的生理盐水溶液。人们发现这些溶液浑浊，可能是因为被细菌或真菌污染，并且已导致了数例患者死亡。美国食品药品管理局（Food and Drug Administration，FDA）立即发出严厉警告，要求卡特收回所有未使用的生理盐水溶液。第 2 年，卡特公司以"错误和掺假"罪名收到指控，并在加利福尼亚法庭受审，卡特公司没有抗辩，并支付了 600 美元的罚款。

卡特实验室直到 1955 年 4 月都一直由爱德华·埃亨·卡特的长子罗伯特经营。罗伯特·卡特是塞拉俱乐部、美国国家步枪协会（National Rifle Association）和奥杜邦协会（Audubon Society）的成员，他酷爱户外活动，并饱含热情地试图培育出第一株芳香山茶花。1923 年从耶鲁医学院毕业后，罗伯特在加利福尼亚州奥克兰市（Oakland，California）行医 3 年，之后加入卡特实验室，担任医务主任助理；仅仅 4 年内，他便成为这家公司的经营者。罗伯特·卡特是一个乐观、积极的人，体能出众，走路总是一蹦一跳。后来，泰德·卡特担任执行副总裁，弗雷德·卡特担任副总裁兼秘书，兄弟三人一起合力经营卡特实验室。

1955 年，卡特作为一家制药公司，规模尚属中等，年销售额为 1150 万美元。尽管与帕克·戴维斯和礼来等公司相比，卡特仍然是小公司，但国家基金会仍然主动给卡特公司抛出了橄榄枝。对此，罗伯特·卡特回忆背后的原因是："我们在兽类疫苗领域的工作，使我们成为疫苗生产的先驱。"国家基金会要求卡特公司生产索尔克脊髓灰质炎疫苗，因此卡特决定减少其血液制品业务的比重。卡特的首席财务官亨利·兰格（Henry Lange）回忆说："我们认为这种脊髓灰质炎疫苗是我们增加销售额和收入的绝佳机会。"

罗伯特·卡特选择沃尔特·沃德（Walter Ward）作为其脊髓灰质炎疫苗项目的负责人。沃德特别瘦，看起来像一个苦行僧，他拥有芝加哥大学的博士和医学博士学位，并在南加利福尼亚大学完成了住院医师培训。沃德于 1946 年加入卡特公司，1955 年即成为所有人类产品的医学研究主管。沃德的下属和同事形容他是一个冷漠、傲慢、神秘和书生气十足的人。

沃德监督脊髓灰质炎生产过程的方方面面：审阅所有关于脊髓灰质炎病毒生长路径的详细工艺流程、脊髓灰质炎病毒灭活的图示和表格，也负责监督所有疫苗的安全测试。他签字批准每一批疫苗出厂，并将工艺流程提交给生物制品控制实验室审批。沃尔特·沃德是卡特实验室中唯一一个确切了解脊髓灰质炎疫苗在加工、开

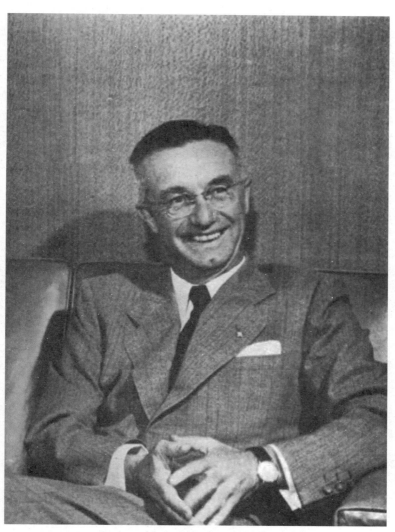

罗伯特·卡特，1954年（图片由拜耳公司提供）

发和测试的每个阶段详细信息的人。

1954—1955 年初，五家制药公司争先恐后地推出脊髓灰质炎疫苗。卡特实验室最终战胜了竞争对手。生物制品控制实验室批准的第一批 13 批次疫苗中，6 批都来自卡特。作为对员工辛勤工作的奖励，1955 年 4 月中旬，卡特的高管腾出公司的食堂，请来了护士，为 450 名员工的子女接种了疫苗。

伦纳德·舍勒决定要求卡特实验室召回所有疫苗，不仅仅限于与瘫痪有关的批次。1955 年 4 月 27 日，周三上午 10 时，生物制品控制实验室的威廉·沃克曼给卡特实验室的沃尔特·沃德发了一封电报：

请停止脊髓灰质炎疫苗的分销，直至另行通知。同时，务必从市场上收回所有已上市的未使用的疫苗。请通知所有脊髓灰质炎疫苗的收货方。

请立刻行动！

卡特照办了。38 分钟后，实验室向所有收到疫苗的卫生部门和药房发了一封电报：

情况紧急！请停止注射脊髓灰质炎疫苗，立即告知您的医生。请退还未使用的脊髓灰质炎疫苗。

卡特实验室发出电报后，罗伯特·卡特发布了一份新闻稿："据报道，几名接种了卡特脊髓灰质炎疫苗的儿童出现了脊髓灰质炎的症状。目前还不清楚这是否与注射有关。鉴于较高的可能性，唯一正确和安全的做法是立即停止疫苗的继续使用。"但罗伯特·卡特仍然希望他的疫苗不是罪魁祸首。"在卡特提供的超过 75 万剂疫苗中，仅有 7 例此类症状报告。"他说，"其中 1 例已经被排除了。"

尽管 6 名瘫痪儿童都接种了卡特生产的疫苗，但其中有 5 名的瘫痪部位是接种疫苗的手臂，所以伦纳德·舍勒还是发表了自己的声明："我想首先向今年春天注射脊髓灰质炎疫苗儿童的父母保证，根据公共卫生部门的专业判断，无须惊慌。"但人们的惊慌并非毫无依据。就在舍勒发表声明的同一天，又有 2 名儿童被报道瘫痪，这两名儿童都来自爱达荷州（Idaho），都接种了卡特的疫苗。一名儿童的左臂瘫痪，另一名儿童在注射 9 天后死亡。

4 月 29 日，离召回通知发出不到 24 小时，卡特疫苗的受害者人数已达 11 人，全部在西部和中西部。舍勒继续试图平息公众的恐惧，他说："卡特的疫苗被召回并不意味着疫苗和脊髓灰质炎的发生之间有任何关联。"罗伯特·卡特也继续传递着疫苗没有问题的信号。"重新测试

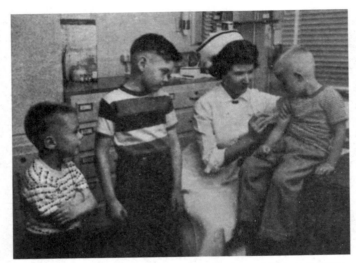

理查德·泰勒（Richard Taylor）是卡特员工、脊髓灰质炎研究员肯·泰勒（Ken Taylor）的儿子，他于 1955 年 4 月接种了卡特疫苗。他的兄弟保罗（Paul）和斯坦利（Stanley）正在排队等待接种（图片由拜耳提供）

已经开始了。"卡特说，"只有一件事要做，那就是追查每一条可能的线索。在确定之前，我们不会出厂任何疫苗，没有任何一批次疫苗被证明有关联，我们也希望没有任何疫苗被牵连。"

4 月 30 日，离召回通知发出不到 48 小时，卡特的疫苗已经导致 25 名儿童瘫痪或死亡：加利福尼亚州 14 名，爱达荷州 7 名，华盛顿（Washington）2 名，伊利诺伊州 1 名，科罗拉多州（Colorado）1 名。

4月27日下午4时，乔纳斯·索尔克在听到卡特疫苗被召回的消息后几个小时内，向媒体发表了一份冷静而慎重的声明："我刚刚得知公共卫生部门的决定。很难说疫苗接种与报道病例之间的联系是因果关系还是巧合关系，现在的处理方法似乎是合理的，即彻底调查已上报的病例。"但此时的索尔克心都碎了。他太太唐娜·索尔克回忆说："乔纳斯忧心忡忡，他很担心、焦虑、沮丧。这并不是因为他经手的流程有问题，而更多的是'为什么会发生这一切？这怎么可能？'的困惑。"乔纳斯·索尔克跟他的一位朋友分享了他的感受，这位朋友回忆说："他对一切都不乐观，除了在自己的实验室里做的事情，他对一些制药厂正在发生或可能发生的事情感到惊慌失措，他认为总有人心不在焉，另有些人偷懒成性。他没有做错任何事。无论发生了什么，都是卡特的失误造成的。他认为，对于一种可能需要数百万人接种（特别是儿童）来捍卫他们健康的疫苗，发生这样的混乱实在无从解释。事后很久，他对此依然感到非常不安。"

一些科学家利用这一事件攻击索尔克和他的疫苗。托马斯·韦勒在1年前因在细胞培养中成功地繁殖脊髓灰质炎病毒而获得诺贝尔奖，他称索尔克的疫苗是"有史以来强加给公众的最大科学闹剧之一，真是一点都

117

不好"。

国家基金会已经为所有一、二年级的学生免费接种疫苗。制药公司也出售疫苗，很多医生也会给青少年和成年人接种疫苗。纽约医学会指控六名医生违反了优先为儿童接种疫苗的策略。此外，公司也将疫苗作为礼物送给了几位"名医"。奥尔顿·奥克斯纳（Alton Ochsner）是杜兰医学院的外科教授，也是新奥尔良奥克斯纳诊所的创始人，他收到了卡特的疫苗样本。奥克斯纳是一位著名的癌症外科医生，首次发现了吸烟和肺癌之间的关系，并于 1939 年与迈克尔·德·贝基（Michael de Bakey）共同发表了这一理论。奥克斯纳给他的孙子尤金·戴维斯（Eugene Davis）接种了卡特的疫苗，最后竟然眼睁睁地看着尤金死去。孩子的叔叔约翰·奥克斯纳（John Ochsner）回忆起这场悲剧时说："他是个漂亮的小男孩，像个洋娃娃，是我父亲一生的挚爱。戴维（尤金的小名）去世时，我父亲的心都碎了。"

曾与索尔克共事过的医学作家汤姆·科尔曼（Tom Coleman）还记得当时的恐慌："我打了超过 24 小时的电话。当时的医生按理说只能为婴幼儿接种疫苗。但我接到的电话中有 90% 来自那些曾经给自己的孩子、母亲、阿姨和邻居注射疫苗的医生，他们对即将发生的一切无比担忧。"

卡特的员工和高管因此次疫苗召回而蒙羞。罗伯特·劳斯（Robert Routh）与弗兰克·德罗梅迪（Frank Deromedi）共同负责疫苗的生产。在加利福尼亚利弗莫尔（Livermore）距离卡特实验室不远的一栋砖砌小屋里，劳斯坐在厨房的餐桌前，回忆起脊髓灰质炎项目刚启动时员工们的兴奋："这是一个令人振奋的挑战，是我们可以亲自参与的项目，我们知道如何制造疫苗，也制造了这么多年的疫苗。员工们忙得不可开交。但是，当第一批报告说接种疫苗的人患上了脊髓灰质炎时，人们不禁感叹：'天哪！这怎么可能呢？'当时没有人知道到底有什么问题。我们一直在遵循制造和测试协议，从未偷懒过，细枝末节都没有放过。""我们吓坏了。"同事德罗梅迪说，"毕竟，我们自己的孩子也接种了。"他有两个儿子，8 岁的丹尼斯（Dennis）和 5 岁的克雷格（Craig）都接种了疫苗。

罗伯特·卡特遭到了媒体的围攻。在卡特主楼的大厅里，新闻记者和摄影师蜂拥包围着这位热爱自由和户外活动的人。"我只能说，我们不知道。"卡特回忆道，"他们试图把话塞进我的嘴里，他们也确实把话塞进了我的嘴里，一位摄影师挤来挤去，给我拍照。其中一本杂志是当时'黄色新闻'（即夸张或耸人听闻的报道）的代表，杂志名好像叫作《机密》（Confidential）。他们用

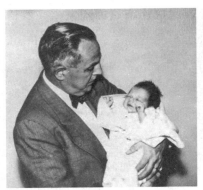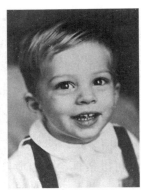

著名医生奥尔顿·奥克斯纳抱着他的孙子尤金·戴维斯。他的孙子在 2 岁时接种了卡特疫苗，之后不幸死亡［图片由约翰·奥克斯纳（John Ochsner）提供］

了我的照片，如果我有生之年有任何看上去像个食人魔的时刻，那张照片绝对是首选。这一切都是为了将我刻画为一个杀孩子不眨眼、甚至视生命为鸿毛的人。非常可怕。"

　　卡特家族的其他成员也遭到了攻击。罗伯特的儿子大卫（David）在这一悲剧发生时担任卡特实验室的销售，他回忆起发生在自己家人身上的一件事："我的堂姐、泰德的女儿卡罗尔（Carol）当时是里诺（Reno）的一名学校教师，她接到了几个恐吓电话——而且是匿名的。我记得她跟我描述的场景。电话的另一端传来一个声音：'成为一个儿童杀手的感觉如何？'然后咔嚓就把电话挂断了。"

　　卡特的脊髓灰质炎疫苗虽然在第一批疑似病例上报后的 48 小时内被召回，但依然为时已晚，因为 38 万名儿童已经接种了疫苗。在接下来的几个月里，政府通过仔细调查和梳理，确认了因卡特疫苗而瘫痪和死亡的人数。这段不堪回首的历史无疑让卡特实验室站在了风口浪尖，毕竟这是美国历史上最严重的生物灾难事件之一。

A Man-Made Polio Epidemic
第5章 一场人为的脊髓灰质炎疫情

> 我与感染脊髓灰质炎的人们感同身受，这种感
> 受太可怕了。
>
> ——乔纳斯·索尔克对卡特事件的回应

1955 年 4 月 24 日周日，负责爱达荷州东南部地区的卫生官员 J. E. 怀亚特（J. E. Wyatt）接到当地医生的电话，提到了一个来自波卡特洛（Pocatello）的女孩。医生说："我刚检查过这个孩子，她可能得了脊髓灰质炎。"女孩名叫苏珊·皮尔斯（Susan Pierce），她母亲说昨天发现孩子的颈部有点僵硬，并出现发热症状，今天她的左臂就瘫痪了。

怀亚特听说过索尔克疫苗的试验。他知道 1 年前有超过 40 万儿童接种了疫苗，没有发生任何事故。这些试验结果让他很放心，他告诉医生："她一定是在接种疫苗之前就已经感染了天然脊髓灰质炎病毒，疫苗还没来得

及发挥作用。但我很高兴你打电话告知我们，我们会密切关注事态发展的。"

苏珊这例病例令人费解。4 月 18 日，她和她 9 岁的弟弟肯尼斯（Kenneth）都接种了脊髓灰质炎疫苗。5 天后，她出现发热和颈部僵直的症状；6 天后，她的左臂瘫痪；7 天后，她被放入"铁肺"；9 天后，她去世了。而肯尼斯则安然无恙。她的父亲莱斯特·皮尔斯（Lester Pierce）说："不知道她是如何接触到这种病毒的。"他不知道是否还有其他患者，因为他不知道周围是否有类似的病例。苏珊的学校校长刘易斯·邓恩（Lewis Dunn）说，苏珊的学校也没有其他脊髓灰质炎病例。而且当时是 4 月，虽然爱达荷州每年都会发生数百例脊髓灰质炎病例，但最初的病例通常都会到 6 月才出现。

然而苏珊的情况并非个例。4 月 26 日，6 岁的吉米·希普利（Jimmy Shipley）因左臂瘫痪入院治疗。4 月 30 日，路易斯顿（Lewiston）的邦妮·盖尔·庞德（Bonnie Gale Pound）因呼吸肌瘫痪而住进圣约瑟夫医院（St. Joseph's Hospital）；为了挽救她的生命，爱达荷州空军国民警卫队将"铁肺"从博伊西（Boise）运送到了路易斯顿。5 月 1—3 日，奥罗菲诺（Orofino）7 岁的吉米·吉尔伯特（Jimmy Gilbert）左臂瘫痪，阿尔萨卡（Alsahka）8 岁的多萝西·克劳利（Dorothy Crowley）被放入"铁肺"，莫斯科（Moscow）的珍妮特·李·金凯（Janet Lee Kincaid）和爱达荷州福尔斯（Idahol Falls）的丹尼·埃格斯（Danny Eggers）因病死亡。这些爱达荷州染疫的孩子全部接种了卡特实验室生产的疫苗。

爱达荷州充分采纳了国家基金会的提议，向所有一、二年级的学生免费提供了疫苗。从1955年4月19日开始，该州共有32 000名学龄儿童（占爱达荷州一、二年级学生总数的98%）接种了脊髓灰质炎疫苗，十分高效。每一剂疫苗都来自卡特实验室，并且都在4月28日之前接种完毕，即卡特实验室召回疫苗的那一天。

亚特兰大传染病中心的首席流行病学家亚历山大·朗缪尔肩负起了重要使命，他负责判定到底有哪些人因接种卡特疫苗而瘫痪或死亡。朗缪尔是一个孜孜不倦、乐于挑战他人、观点鲜明的人，有着"戏剧性的人格魅力"，他是第一个使用"卡特事件"（Cutter Incident）来描述当时情况的人。

朗缪尔必须找到办法来区分由卡特疫苗引起的脊髓灰质炎病例与接种后自然偶发的病例。这并非易事。共有380 000名儿童接种了卡特的脊髓灰质炎疫苗。国家基金会已经为西部6个州（加利福尼亚州、爱达荷州、亚利桑那州、内华达州、新墨西哥州和夏威夷）的30万名一、二年级学生提供了疫苗。26个州的年龄较大的儿童、青少年和成年人接种了剩余的 8 万剂疫苗。幸运的是，5 年之前，朗缪尔建立了一套系统，该系统被证明能十分有效地评估卡特疫苗带来的影响。

1950 年 12 月，在冷战期间，联邦民防管理局出版了两本关于生物战争的手册，书中警告说，肉毒杆菌、鼠疫、天花、霍乱和炭疽等毒剂可能会通过在城市上空喷洒气雾剂或被投入食品和供水系统中，造成致命的影响。朗缪尔设想了一系列可怕的事件："假设敌机成功穿透了我们的军事防御，一团具有传染性的气雾剂洒落在了一座毫无准备或戒备的城市上空。让我们进一步假设这种毒剂在云层中的浓度足以造成人员伤亡，接下来会发生什么呢？几天或几周后，就会有人生病，医疗机构的负担将严重超负荷，实验室将会被标本淹没，而且很可能大批人员会撤离这座城市。在一片混乱中，后果将是灾难性的。"

为了防止面对生物攻击时的恐慌和不确定性，朗缪尔提议成立全新的联邦紧急反应小组：紧急反应小组做好充分准备后会出现另一种情形，警觉的当地实验室会立即进行一系列测试以确定病毒种类，健全的情报系统能够确保在疫情开始之前的几小时甚至几天，就可由任何一位医生或一家医院清楚地预测出来，流行病学家在这一防御计划中所做出的贡献是显而易见的。1951 年

4月5日，亚历山大·朗缪尔的愿望实现了——流行病情报局（Epidemic Intelligence Service）诞生了。

朗缪尔和他的团队（22名医务人员、73名来自州和地方卫生部门的官员、19名物理治疗师、15个病毒实验室和25名实验室人员）做好全副武装，准备应对敌对国家的生物攻击。他们从未想到最后竟是美国境内的制药公司，无意中发动了一场生物攻击。1955年4月28日，美国医务总监伦纳德·舍勒致电流行病情报局，请求调查卡特悲剧。这是该机构接受的第一个真实任务。朗缪尔和他的团队逐个收集了1955年内所有的脊髓灰质炎病例，明确了每个受害者的年龄、居住地和症状，摸清了谁接种了脊髓灰质炎疫苗、谁与接种过疫苗的人有过接触，明确了谁接种了哪些特定批次的疫苗，了解了谁正在通过肠道传播脊髓灰质炎病毒、传播什么类型的病毒，他们也计算了过去5年中每年春季的脊髓灰质炎发病率，并将其与1955年春季的发病率进行了比较。

朗缪尔和他的团队计算了接种卡特实验室8个批次疫苗的儿童瘫痪率。他们发现，其中6个批次的疫苗所致瘫痪的发病率与前5年春季儿童瘫痪的平均发病率相同。但另两个批次（第19468批次和第19764批次）的疫苗所致儿童瘫痪的发病率几乎是预期发病率的10倍。而爱达荷州所有一、二年级学生都接种了卡特尔公司第

19468 批次的脊髓灰质炎疫苗。

朗缪尔和他的团队确定，正是这两批卡特疫苗导致了 51 名儿童瘫痪和 5 名儿童死亡。他们还发现，卡特疫苗引起的疾病比天然脊髓灰质炎病毒引起的疾病更严重。接种卡特疫苗的儿童比天然罹患脊髓灰质炎的儿童更有可能致手臂瘫痪、严重和永久性的瘫痪，更需要"铁肺"来辅助呼吸，死亡率也更高。

为什么卡特疫苗引起的疾病比天然脊髓灰质炎更严重、更致命？在所有接种了卡特疫苗的儿童中，他们的脊髓液和肠道中都出现了一种病毒：马奥尼毒株，即最致命的脊髓灰质炎病毒株。当病毒进入血液时，注射卡特疫苗的儿童会出现高热；当病毒进入肠道时，他们会感到恶心和呕吐；当病毒进入脊髓时，他们会经历头痛、颈部僵硬和呼吸肌瘫痪。由于天然的脊髓灰质炎病毒株可能比马奥尼病毒株的破坏性小，并且没有直接注射到手臂肌肉，因此因接种卡特疫苗而感染该病毒的儿童比受到天然脊髓灰质炎病毒攻击的儿童的情况更糟。

但 51 名瘫痪的儿童和 5 名死亡的儿童只是卡特疫苗受害者的一小部分。1957 年，爱达荷州的整形外科医生曼利·肖（Manley Shaw）通过一项研究统计了到底有多少卡特脊髓灰质炎疫苗含有活病毒。肖审核了来自波卡特洛（Pocatello）、博伊西和刘易斯顿（Lewiston）的

425 名小学生的医疗记录。他发现，这些儿童中约有 1/3
出现了致命的脊髓灰质炎症状：发热、喉咙痛、头痛、
呕吐、肌肉疼痛、颈部僵硬、背部僵硬或轻微跛行，许
多儿童在接种疫苗后持续肌肉无力长达 9 个月。这意味
着每 3 剂受污染的卡特尔疫苗中至少有 1 剂含有脊髓灰
质炎活病毒；因此，致命的脊髓灰质炎很可能发生在至
少 4 万名儿童中（12 万人的 1/3）。此外，由于 1/3 的天
然感染脊髓灰质炎的儿童中是没有中枢神经症状的轻症
（即不在病例范围），由此推算，很可能所有接种了卡特
疫苗的 12 万名儿童都被注射了活的致病性脊髓灰质炎
病毒。

卡特悲剧并非仅限于接种者。5 月 8 日，在卡特疫苗
召回 11 天后，一位从诺克斯维尔（Knoxville）到亚特兰
大旅游的 28 岁母亲因脊髓灰质炎住院并用上了呼吸机。
由于她从未接种过脊髓灰质炎疫苗，因此调查人员起初
认为她是天然脊髓灰质炎病毒的众多受害者之一。但
1 个月前，她的两个孩子接种了卡特疫苗。5 月 9 日，亚
历山大·朗缪尔在亚特兰大的秘书的邻居，即一位年轻
的母亲死于脊髓灰质炎。和诺克斯维尔的女性患者一样，
这位邻居也从未接种过疫苗，但她的孩子也在 1 个月前
接种了卡特疫苗。朗缪尔意识到，脊髓灰质炎病毒正通
过接种疫苗的儿童传播给其他人，疫情已经传播到了传

染病中心的门口。他回忆说："这两起案件都发生在亚特兰大，这是一个非同寻常的巧合。"

朗缪尔最担心的事情是卡特疫苗就是这次人造（脊髓灰质炎）疫情的源头。朗缪尔的团队调查了 74 名未接种疫苗但发生瘫痪的家庭成员，其中一半是父母，另一半是接种儿童的兄弟姐妹，其中包括一位怀孕 8 个月的母亲，5 月 12 日，她从 1 岁的儿子那里感染了脊髓灰质炎并去世。

这 74 位家庭成员的症状与接种卡特疫苗的儿童不同。因为没有在左臂注射，他们的左臂没有瘫痪。但与接种疫苗的儿童类似，许多人的瘫痪程度十分严重；13 人需要"铁肺"，5 人死于脊髓灰质炎。接种疫苗的儿童和家庭接触者中高发病率的重症和危重病例都有一个共同点：都感染了致命的马奥尼病毒。

马奥尼病毒的传播并不局限于家庭成员。4 月 16 日，一名婴儿接种了（被污染的）卡特疫苗。虽然这名婴儿并未出现脊髓灰质炎症状，但在她的肠道中发现了马奥尼病毒。3 周后，她的母亲患上了脊髓灰质炎。母亲和婴儿曾经拜访过附近的两个家庭。其中一个家庭的父亲和第二个家庭的母亲和一个孩子瘫痪；后来，这两个家庭共 8 个成员，研究人员其中 6 人身上分离出马奥尼毒株。这两个家庭的孩子又与第三组家庭的孩子一起玩耍，导

129

致另外 2 名儿童瘫痪，第三组家庭的 9 名家庭成员中有
8 名在肠道中查出了马奥尼病毒。疫情结束后，共有 39
名接种过卡特疫苗的儿童的朋友、亲戚瘫痪。

爱达荷州曼利·肖的研究结果显示，卡特疫苗中
存在的马奥尼病毒很可能感染了至少 10 万人（有至少
10 万家庭和社区感染）。最终至少有 22 万人感染了卡
特疫苗中的脊髓灰质炎活病毒；7 万人出现肌肉无力，

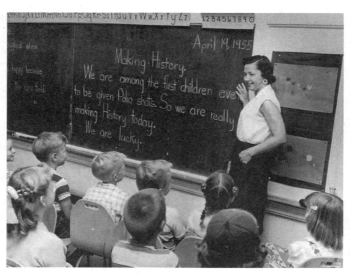

来自内布拉斯加利福尼亚博尔德市（Boulder City，Nebraska）的
多萝西·约翰逊（Dorothy Johnson）站在一块黑板前，她在黑板
上写道："我们是第一批接种脊髓灰质炎疫苗的儿童。所以今天我
们真的要创造历史了。我们很幸运。"这些文字写于 1955 年 4 月
19 日，即卡特实验室发布疫苗 7 天后（图片由迪米斯出生缺陷基
金会提供）

164 人严重瘫痪，10 人死亡。这些受害者中有 75% 的人终生瘫痪。罗伯特·卡特在事后评论道："我多么希望我从来都不知道这疫苗。"

卡特实验室之前曾经做过一系列测试，确定疫苗中是否存在活病毒。在每批次卡特疫苗发放给学龄儿童之前，卡特都会将疫苗注射到 24 只猴子的大脑、12 只猴子的肌肉中，同时放入至少 10 瓶猴肾细胞中。这些猴子没有瘫痪，猴肾细胞也没有死亡。但这些实验室测试缺乏足够的灵敏度，无法预测疫苗直接注射到数十万儿童的手臂后的结果。

1955 年 4 月 27 日，威廉·沃克曼在得知卡特的疫苗可能存在问题后，立刻派卡尔·哈贝尔和威廉·特里普（William Tripp）进行调查。当天晚上，哈贝尔和特里普即登上了飞往旧金山的飞机，第二天早晨，他们就开始了调查。

卡尔·哈贝尔清瘦结实，是一位细心缜密、考虑周全、充满活力的科学家。从杰斐逊医学院毕业后，他在费城总医院和费城传染病医院完成了住院医师培训；后又在美国国立卫生研究所深造，专门研究破坏神经系统的病毒，如腮腺炎、狂犬病和脊髓灰质炎病毒。他后来成为世界上首次在癌细胞表面发现独特蛋白质的科学家之一。威廉·特里普在普渡大学获得化学博士学位，在

131

密歇根卫生部从事疫苗和抗毒素的生产工作，1950年到生物制品控制实验室为威廉·沃克曼工作。

1955年4月28日上午，卡尔·哈贝尔和威廉·特里普来到卡特实验室。他们发现，用来生产脊髓灰质炎疫苗的大楼"装修良好、干净，与其用途相契合"。但令两人惊讶的是，他们很快意识到卡特实验室陷入了多大的麻烦。卡特实验室有27个生产池用来生产脊髓灰质炎疫苗，其中有9个在甲醛处理后依然含有脊髓灰质炎活病毒。因此，只有大约2/3的卡特疫苗是可用的；其余的必须用甲醛再处理或销毁。更糟糕的是，在卡特生产的最近7批疫苗中，有5批在安全测试中显示含有活病毒。显然，卡特没有吸取教训。

按照联邦政府的要求，卡特进行了两种不同的安全测试，一是将疫苗接种到猴子的肾脏细胞中，另外是将疫苗注射到猴子的肌肉和大脑中。无一例外，卡特出售的疫苗都通过了这些测试。但哈贝尔发现，卡特的安全测试存在令人担忧的不一致性，用甲醛处理病毒的时间与疫苗通过安全测试没有相关性；同一批次的疫苗注射到一瓶细胞样本后发现了活病毒，但接种到另一瓶细胞样本后则没有发现活病毒；脊髓灰质炎病毒株1型、2型和3型分别通过了安全测试，但当混合起来用于生产最终疫苗成品时，则无法通过；某些批次的疫苗在安全测试中并没有导致接种的猴子瘫痪，但在效力测试时却致其瘫痪。哈贝尔和特里普的结论是："安全测试是不充分的，疫苗中可能存在组织培养或猴子试验都无法检测出的少量活病毒。"在那时，他们都有信心能够找出卡特究竟犯了哪些错误。

在接下来的 2 周里，哈贝尔和特里普每天工作 16 个小时。他们不放过每一批卡特疫苗的细枝末节。15 名秘书也从位于贝斯达（Bethesda）的美国国立卫生研究所赶到位于伯克利的卡特公司帮忙，每天两班倒。在审阅了6000～8000 份不同的记录后，哈贝尔说："这些记录看起来是完整和充分的，（灭活）程序是按照常规方法进行的。我看不出卡特的程序有什么特殊。"

哈贝尔和特里普也采访了高管罗伯特·卡特、弗雷德·卡特和泰德·卡特，以及疫苗生产总监拉尔夫·霍利翰和沃尔特·沃德，还有参与脊髓灰质炎疫苗生产的每一名员工。他们发现"每个员工都非常配合调查，乐于提供帮助，也没有任何故意拖延或转移视线的举动。感觉所有人都愿意回答任何问题，也没有捕捉到任何相互矛盾的回答，记录中没有相互矛盾的条目，没有任何不诚实或伪造的证据。目前还没有任何证据表明有人试图'封口'员工，也没有任何败坏个人声誉的事件发生。人们似乎很有胜任力。他们似乎都知道自己在做什么，

133

也清楚为什么要这么做。"

哈贝尔和特里普检查了用于生产卡特疫苗的每个恒温箱、冰箱、灭菌器、通风管道、设备和实验室空间。对于哪里可能出问题，线索依旧寥寥。

哈贝尔和特里普对调查越来越绝望，甚至调查了蓄意破坏的可能性。1955 年 5 月 5 日，威廉·特里普给沃尔特·沃德写了一封信，其中包括 67 名卡特员工的名单，并提了两个问题："第一，有没有证据表明，上述员工中有任何人可能故意破坏国家脊髓灰质炎计划，以损害美国利益、助长外国利益？第二，这些员工中是否有可疑的不诚信者，或任何人有既往伪造记录？"5 天后，沃德回复："我们已经审查了所有可能接触脊髓灰质炎疫苗的员工个人档案，档案中没有相关证据，我也从未听说过有人可能蓄意损坏脊髓灰质炎疫苗。另外，上述所有雇员都曾接种过脊髓灰质炎疫苗，而且他们无法知晓他们自己使用的是哪个批次的疫苗。此外，67 个有资格接种疫苗的家庭中有 63 个确实接种了卡特疫苗。那 4 个没有参与接种的家庭拥有很高的诚信度。"

哈贝尔和特里普甚至开始调查空气中的活病毒颗粒在单瓶灌装过程中流入疫苗中那微乎其微的可能性。因此，他们请来了辛辛那提（Cincinnati）的卫生工程专家 A. T. 罗萨诺（A.T.Rossano Jr.）。他检查了灌装疫苗时的风道、风速和风况，得出结论：活病毒流入到疫苗中的可能性"非常小"。

卡尔·哈贝尔和威廉·特里普于 1955 年 5 月 12 日中午结束了对卡特实验室的调查。在提交给威廉·沃克曼的一份 109 页的文件中，他们指出了几项违规行为，并提出了一些建议，但他们知道，他们的发现都无法解释卡特实验室发生的灾难。他们发现，在 1955 年 2 月之前，卡特使用的甲醛浓度略高于联邦政府要求的浓度来灭活病毒。所以他们建议卡特准确使用 1 : 4000 的联邦政府要求的甲醛浓度。他们发现，脊髓灰质炎的病毒与甲醛的混合，通常是在又大又重的烧瓶里手工操作完成的，"混合可能并不彻底充分的"。所以他们推荐机械搅拌。他们发现，在某些情况下，病毒失活的温度是 97℉（36.1℃），而不是 98℉（36.7℃）。所以他们建议用更加统一的方式进行灭活。他们发现脊髓灰质炎活病毒和脊髓灰质炎疫苗存放在同一个房间里，但所有容器都是密封的。他们的结论是："在生产的所有阶段都有单独的冰箱来存放病毒，在理论上是可取的，这并不是实验室设施的缺陷。"

他们还发现，一些用于培养脊髓灰质炎病毒的猴肾细胞受到一种名为"猴子 B 型"病毒的污染。猴子 B 型病毒偶尔会引起猴子的轻微疾病，当传给人类时，会诱发严重的脑部肿胀和死亡；实验室工作人员受此感染的风险特别高。卡特在疫苗装运前会检测到某些批次的疫苗中存在猴子 B 型病毒，他们会将这些批次销毁（可悲的是，几年后卡尔·哈贝尔意外被 B 型病毒感染，遭受了严重的永久性脑损伤，昏迷了多年，再也没有工作过）。尽管卡尔·哈贝尔知道卡特实验室出了问题，但他不知道到底是什么原因："我无法解释为什么人们在使用卡特的疫苗后会感染脊髓灰质炎。"

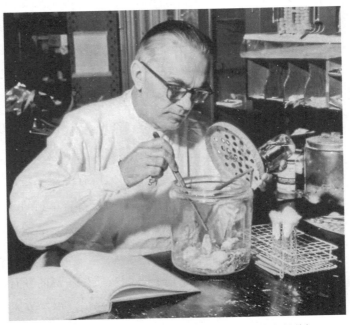

实验室里的卡尔·哈贝尔（图片由美国国家医学图书馆提供）

就在哈贝尔和特里普调查卡特实验室时，位于马里兰州贝塞斯达的美国国立卫生研究所召开了一次会议，与会者包括制药公司的科学家、脊髓灰质炎研究人员和联邦官员。此次会议的目的是找出为何卡特在脊髓灰质炎病毒灭活时遇到困难，以及为何其他公司安然无恙。但联邦官员随后就意识到，卡特并不是唯一出问题的公司。

4 月 29 日周五，也就是第一批瘫痪事故发生后的第 3 天，同时也是卡尔·哈贝尔和威廉·特里普飞往伯克利的第 2 天，美国国立卫生研究所的研究人员开始调查卡特制造程序中的缺陷。会议由美国国立卫生研究所院所长威廉·塞布雷尔（William Sebrell）主持，与会者包括威廉·沃克曼、亚历山大·朗缪尔、贝尼斯·埃迪（Bernice Eddy）、乔纳斯·索尔克、詹姆斯·香农和维克多·哈斯等。塞布雷尔是一位营养学家，但在病毒或疫苗方面并无经验，他致欢迎词：“我想各位都知道我们召开这次会议的缘由。截至昨晚，我们共收到 7 例加利福尼亚州脊髓灰质炎病例报告，均来自接种了卡特疫苗的儿童，我们正尽力调查到底发生了什么、为何发生，我们希望各位能对我们的程序提出建议。如果有不合适的地方，我们希望尽快纠正。”

会议的第一天，委员会成员花了 11 小时审查卡特的生产程序，试图找出失败的原因。他们讨论了因卡特疫

`

苗导致瘫痪和死亡的儿童病例详情，包括在灭活过程中用于检测活病毒的样本数量、甲醛处理所需的最短时间、细胞培养安全测试和在猴子身上进行的安全测试的相对敏感性比较。最终，他们都没有得到明确的结论。

第二天由制药公司的科学家做报告。卡特派来了沃尔特·沃德，帕克·戴维斯派来了比尔·麦克莱恩（Bill McLean）和弗雷德·斯廷珀特，礼来派来了赫尔曼·德特威勒（Herman Dettwiler），惠氏派来了罗伯特·麦卡利斯特（Robert McAllister），夏普和多梅（Sharpe and Dohme）派来了贝蒂莉·汉皮尔（Bettylee Hampil）。人们的预期的结果是，卡特的灭活方法与其他公司的方法不同，并以此找出卡特出现问题的原因。

沃尔特·沃德（卡特公司）：我们有自己的问题。我们犯了经验主义的错误，在一段时间内，经验能换来不错的效果，但之后会遭遇瓶颈。我们要么非常愚蠢，要么就是这里有不同的因素同时发生了作用。这是我面临的最困难的挑战之一，我一直认为我的经验够多了。

这一发言并没有让任何人感到惊讶，但令人惊讶的是后面发生的一幕。

罗伯特·麦卡利斯特（惠氏公司）：惠氏公司在最初的几个月里，经历了一段非常坎坷的道路。去年 1—4 月，大约有 12 批样品送到了惠氏公司进行检测，在 42 批次细胞培养安全测试中，发现其中 2 批不合格，即 2/12。但是使用培养瓶技术时，却有 6/12 不合格。

麦卡利斯特说的"培养瓶技术"指的是惠氏采用的一种组织培养安全测试。为了检测脊髓灰质炎疫苗中的活病毒，可以将疫苗接种到滚管中的少量细胞上，或者接种到培养瓶里的大量细胞上。培养瓶的优点是惠氏可以测试大量的疫苗。惠氏声称，培养瓶技术在检测活病毒时更敏感。这让出席会议的联邦官员感到担忧，联邦政府的规定中，并不包含大容量的安全测试。

礼来公司的代表接下来发言。

赫尔曼·德特威勒（礼来公司）：现在我们的经验已经大相径庭了。我们对去年春天的经验过分自信，这一点实在令人担忧。我们对单一毒株的疫苗进行了安全测试，随后混合不同批次，并对最终疫苗成品进行安全测试。我们在其中发现了很多活病毒。

与惠氏的麦卡利斯特的陈述相呼应的是，德特威勒承认礼来公司在病毒灭活的一致性方面也存在问题。德特威勒接着说："礼来公司和卡特一样，在个别菌株灭活后，一些安全测试显示没有活病毒，但当这些相同的单个菌株组合成最终疫苗成品时，则显示有活病毒存在。这些不一致之处再次表明，安全测试是不充分的。"比尔·麦克莱恩的发言也进一步增加了不确定性。

比尔·麦克莱恩：毫无疑问，灭活率不是一条直线，曲线变缓了。我们此前几乎没有注意过这个灭活率。做完测试之后，我们就画出了这条线。通常在48～72小时的地方会出现这种缓坡。疫苗灭活需要的时间在延长，而且我们过分依赖安全测试来检测已出现的大约10%的活病毒。

麦克莱恩解释说："在灭活率并非直线的情况下，帕克·戴维斯公司对甲醛处理的时长进行估计和推测，而大约10%的帕克·戴维斯最终疫苗成品中含有活病毒。"索尔克在会议的大部分时间里都保持沉默，他感到震惊。他知道，唯一能用来确定甲醛处理时长的方法就是在坐标轴中绘制出灭活过程中发现的活病毒数量，并连点成线，并确保是一条直线。否则不可能确定甲醛处理的时长。比尔·麦克莱恩说："当他们在帕克·戴维斯连接这些点时，这条线并不是直线，相反，它开始弯曲。如果这条线不是直的，那么索尔克根据理论所提出的病毒将以万亿级的数量被灭活减少就不可能发生。因此，疫苗中仍然可能存在活病毒，而不是理论上每万亿剂中只有一剂具有传染性病毒。根据沃德、麦卡利斯特、德特威勒和麦克莱恩的陈述，组织培养测试显然不是特别敏感，疫苗中包含的少量脊髓灰质炎活病毒可能无法被检测到。"

索尔克问麦克莱恩："如果你没有绘制出一个直线，怎么能确定处理的时间是否足够？为什么在 11 天或 14 天就停下来？""嗯，总归得停下来。"麦克莱恩回答说。

汉皮尔指出了脊髓灰质炎疫苗生产中的一个核心问题。

贝蒂莉·汉皮尔（夏普和多梅公司）：我们用大约 100 剂次或 150 剂次就可以得到一条完美、笔直的灭活曲线。但在大批量的疫苗成品中，曲线并不是直的。

换句话说，脊髓灰质炎病毒在相对小批量的疫苗中可以轻而易举地被灭活，如几百剂或几千剂，但对于大批量的疫苗生产中，如几百万剂，灭活率就会发生变化。

在所有制药公司代表的发言中，最令人感到不安的是帕克·戴维斯公司弗雷德·斯廷珀特的发言。

> 弗雷德·斯廷珀特（帕克·戴维斯公司）：我们来看一下灭活程序，我们已经尽了最大努力。但我们在不定期的安全检测方面遇到了困难，我们尽可能延长观察测试结果的时间，如果可能的话，观察 28 天。

政府的规定是，将疫苗接种到猴肾细胞上并观察 14 天。如果细胞看起来仍然健康，那么这些公司就可以放心地认为没有活病毒。但斯廷珀特说，14 天的安全测

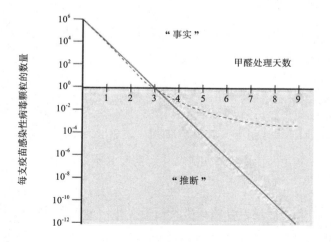

制造商发现，在大量生产脊髓灰质炎疫苗时，他们无法复制索尔克的直线灭活理论

试无法令人完全放心；他认为唯一能确定疫苗中是否含有脊髓灰质炎活病毒的方法是再观察 2 周。弗雷德·斯廷珀特提交的观点意味着，公司认定为安全的疫苗，以及被联邦政府批准为安全的疫苗，可能仍然含有脊髓灰质炎活病毒。

为期 2 天的会议结束时，与会方并未达成明确建议。代表们曾考虑停止脊髓灰质炎免疫计划，但最终未被采纳。

1954 年荣获诺贝尔生理学或医学奖的约翰·恩德斯听取了弗雷德·斯廷伯特等提供的数据。恩德斯无法接受政府所规定的安全测试并不安全的现实，他担心受污染的疫苗仍在向公众出售。5 月 2 日，也就是美国国立卫生研究所会议 2 天后，恩德斯给塞布雷尔写了一封信："所以，我无法确定，现在分发给公众的疫苗是安全的，所以我无法批准该计划继续进行。"

恩德斯写给塞布雷尔后，使得美国国立卫生研究院于 5 月 5 日和 6 日召开了另一场会议。这次，会议决定让所有制造商停止分发疫苗。5 月 6 日，医务总监舍勒向媒体和公众宣布，推迟所有脊髓灰质炎疫苗接种，直至另行通知。舍勒的决策导致各生产商总计 390 万剂脊髓灰质炎疫苗停销。美国脊髓灰质炎疫苗计划的暂停也导致了英国、瑞典、西德和南非脊髓灰质炎疫苗计划的

143

中止。

5月8日，伦纳德·舍勒在电视上解释了他的决策。

作为医务总监，我前天提出暂缓脊髓灰质炎疫苗接种计划。在听取了数位科学家和医学专家给出的建议后，我们做出了这一决定。一些儿童在注射了一家制造商的疫苗后患上脊髓灰质炎，自那时开始，专家们针对这个情况开展了研究并提出了建议。卫生局认为，每一步行动都得确保安全，因此，在制造商的帮助下，我们正在对他们所有测试和程序进行重新评估。但我们相信美国人民与我们一样，这一切关乎孩子们的生命，再怎么谨慎都不为过。

舍勒的处境十分微妙。如果他告诉媒体，暂停脊髓灰质炎项目的真正原因是所有公司都无法保证能够完全灭活脊髓灰质炎病毒，也无法保证安全测试可靠，那样的话，公众就会对接种这种可能挽救生命的疫苗存疑，而另一方面，如果他隐瞒了实情，这将有可能令他名誉扫地。

1年前，巴兹尔·奥康纳曾主持过一个项目，为40万名儿童安全地接种了索尔克的疫苗。但美国联邦政府接手后，这个项目便陷入了混乱。奥康纳不知道美国国立卫生研究所的讨论细节，也不知道制药公司面临的问题，他无法理解舍勒的逻辑："我不明白他在想什么。他每天都在说公司的疫苗是好的，但现在却又突然停止使用。我告诉他，如果有记者足够聪明，问他为什么要让生产商暂缓供应一种安全的疫苗，他会颜面尽失。当然，从来没有记者问过这个问题。或者有过，但我不记得舍勒的答案了。"舍勒记得奥康纳的愤怒和沮丧："巴兹尔·奥康纳千方百计劝说我不要停止接种。他整夜不停地给我打电话，还威胁说要解雇我。"

接下来的 1 周，威廉·沃克曼走访了所有脊髓灰质炎疫苗的生产商：5 月 11 日和 12 日，他去了帕克·戴维斯公司，5 月 13 日和 14 日是礼来公司，5 月 16 日和 17 日是惠氏公司，5 月 18 日和 19 日是皮特曼·摩尔公司。他对一些批次的疫苗进行了检查，并批准出厂，因此截至 5 月 14 日，共有 100 万剂新疫苗再次分发给公众。他的检查揭示了每家制药公司生产的不同批次疫苗被脊髓灰质炎活病毒污染的确切百分比。

卡特共生产了 97 个批次单毒株，然后再将它们组合成最终的疫苗，其中 21% 含有活病毒。尽管所有含有活病毒的批次都会经过甲醛再处理或销毁，但很明显，卡特在持续灭活脊髓灰质炎病毒方面遇到了问题。帕克·戴维斯公司共有 234 批次单毒株，其中 21% 含有活病毒。礼来公司 85 批次，8% 含有活病毒。惠氏公司 267 批次，5% 含有活病毒。皮特曼·摩尔公司 126 批次，2% 含有活病毒。和卡特一样，这些公司都未销售已知含有活病毒的疫苗。同样，他们都很难用甲醛完全灭活脊髓灰质炎病毒。

5 月 9 日，伦纳德·舍勒对媒体发表了另一份声明："我首先想向今年春天已接种脊髓灰质炎疫苗的孩子的父母保证，根据卫生局的判断，大家无须惊慌。"尽管所有公司都在脊髓灰质炎病毒的灭活方面遇到了困难，但卡特是唯一一家上市产品导致瘫痪和死亡的公司，这令舍勒稍感放心。此外，卡尔·哈贝尔认为，通过卡特安全测试的疫苗与通过其他公司安全测试的疫苗是不同的："其他公司的灭活程序，或许能够在安全测试不够敏感的情况下，认为其阴性结果等同于没有活病毒。这些差异或许能够解释到目前为止，卡特实验室和其他公司所面临的处境不同。"

然而在接下来的几个月，舍勒和哈贝尔的信心将会动摇，因为在 1955 年春天，除了卡特实验室之外，其他公司的疫苗也开始导致儿童瘫痪和死亡。

7 岁的帕梅拉·埃利希曼（Pamela Erlichman）在宾夕法尼亚州巴克斯县（Bucks County）上学，她在学校诊所接种了脊髓灰质炎疫苗。几天后，帕梅拉的左臂就无法动弹、无法自主呼吸，最终因脊髓灰质炎去世。帕梅拉的父亲富尔顿·埃利希曼（Fulton Erlichman）是当地的一名儿科医生，他致电学校询问女儿接种了哪种疫苗。埃利希曼知道卡特实验室在他所在的地区仅分发了少量疫苗。然而帕梅拉没有接种卡特的疫苗，她接种的是惠氏疫苗。

当他发现女儿接种的是惠氏，而非卡特疫苗时，富尔顿·埃利希曼写信给美国国立卫生研究所的詹姆斯·香农要求进行详细的调查。

他写道："请调查我女儿生病和死亡的原因，我想知道这是为什么。"其实那时惠氏疫苗已经在调查中。

朗缪尔流行病情报局负责调查卡特疫苗的调查小组也调查了所有其他公司生产的疫苗。该小组名为脊髓灰质炎监测小组（Poliomyelitis Surveillance Unit，PSU），由尼尔·内桑森（Neal Nathanson）领导。内桑森是一个热情、安静、聪明的人，他毕业于哈佛医学院，在芝加哥大学刚开始自己的实习医生生涯。1955 年 6 月 10 日，PSU 完成了对所有五家公司的调查后，将调查结果发送给卫生、教育和福利部部长奥维塔·卡尔普·霍比。这份文件名为《卫生部关于索尔克脊髓灰质炎疫苗的技术报告》，明确了市场上正在流通的各公司疫苗的确切数量、接种后导致的脊髓灰质炎病例数，以及其中可能属

147

于自然偶发的脊髓灰质炎病例数。

4月15日至5月7日，五家公司在美国各地共分发了484.4万剂脊髓灰质炎疫苗。礼来公司分发了251.4万剂疫苗，报道了29例脊髓灰质炎病例，预计自然偶发24例。由于预计自然偶发病例数和接种疫苗后实际感染的病例数在统计学上没有差别，而且接种礼来公司疫苗后发生的脊髓灰质炎病例症状与卡特的病例症状（如接种手臂瘫痪）不同。脊髓灰质炎监测小组得出结论，礼来公司的疫苗不会导致瘫痪。帕克·戴维斯公司分发了83.4万剂疫苗，报道了2例病例，预计自然偶发3例。皮特曼·摩尔公司分发了41.1万剂疫苗，报道了2例病例，预计自然偶发2例。内桑森总结道："接种礼来公司、帕克·戴维斯公司和皮特曼·摩尔公司疫苗，上报的病例数量在预计自然偶发的范围内。"

但是惠氏的疫苗有所不同。惠氏公司分发了77.6万剂疫苗，11例在注射疫苗后瘫痪，但预计自然偶发只有2例。内桑森总结道："报道的病例数量超过了预期的数量（11个和2个），差距似乎很大，但数据太少了，无法对这些数据进行确切的解释。"但惠氏3名病例接种疫苗的手臂上出现了瘫痪。接种惠氏疫苗的儿童似乎将病毒传播给家庭成员和社区接触者，其中有一些人严重瘫痪。

脊髓灰质炎监测小组的初步结果引发了更进一步的

调查。1955 年 6—8 月，尼尔·内桑森和亚历山大·朗缪尔开始收集数据，最终于 1955 年 8 月 31 日写成了《惠氏问题：与某些批次惠氏疫苗相关的脊髓灰质炎流行病学分析》。报告开头，内桑森对出现的问题进行了总结："5 月中旬，脊髓灰质炎监测小组收到少量病例报道，引起了对惠氏疫苗的安全问题的关注。由于惠氏问题对脊髓灰质炎疫苗安全性十分重要，我们编写了本报告。它详细总结了亚特兰大脊髓灰质炎监测小组收到的信息。即使是现在数据仍不完整，但是还是可以给出一个流行病学的研究结果。"

惠氏生产了 4 批疫苗，并配送至马里兰州、特拉华州、俄亥俄州、宾夕法尼亚州和哥伦比亚特区——批号为 234、235、236 和 237。内桑森确定了每一批次相关的瘫痪病例数。他在第 234 批次中没有发现任何案例，在第 235 批次中发现了 8 例，在第 236 批次中发现了 26 例，在第 237 批次中发现了 3 例。他的结论是："目前的结果表明，脊髓灰质炎病例与惠氏第 236 批次的疫苗之间存在因果关系。在为期 12 周的调查期间，上报病例总数为 25 例，有 21 例符合脊髓灰质炎监测小组的报告标准，其中 15 例与惠氏疫苗第 236 批次有关。除了疫苗中存在的活病毒数量已经达到了可导致感染的数量之外，很难再有其他假设能解释。"惠氏悄悄召回了这一批次的

149

疫苗，几乎没有受到公众或媒体的谴责。

惠氏问题除了提交给传染病中心主任、美国国立卫生研究所主任、美国医务总监和生物制品控制实验室主任外，从未向媒体、脊髓灰质炎研究人员、国家基金会、脊髓灰质炎疫苗顾问报告过，从未告知卫生保健专业人员，从未在医学期刊上发表，也未向随后针对卡特实验室诉讼的辩护律师提供过任何结论。其结果就是，只有少数人知道惠氏疫苗的问题。

写惠氏问题报告的尼尔·内桑森在28岁时加入了亚历山大·朗缪尔领导的传染病中心。1963年，内桑森在《美国卫生杂志》上发表了一系列里程碑式的论文，描述了卡特事件及其原因，这些论文至今仍是对这一事件最好的描述。尼尔·内桑森的职业生涯到现在已经达到60年，他在探究病毒感染神经系统方面做出了重要贡献。他曾任约翰斯·霍普金斯卫生与公共卫生学院传染病系主任、宾夕法尼亚大学微生物系主任，1998—2000年担任美国国立卫生研究所获得性免疫缺陷综合征研究室主任。尽管内桑森在医学和科学期刊上发表了数百篇论文，但他关于惠氏脊髓灰质炎疫苗的详细研究成果并不在其中。内桑森回忆说："从未发表的原因是亚历山大·朗缪尔做出的行政决定，这个决定肯定是经过深思熟虑后做出的。"

内桑森猜测，政府从未公开披露惠氏的问题，因为希望保持公众对脊髓灰质炎疫苗计划的信任。如果人们认为出现问题的原因仅限于一家公司的能力不足，那么解决方案就很简单，那就是销毁该公司的疫苗。但如果问题是全行业的，人们就会害怕使用任何脊髓灰质炎疫苗。"只要问题被限定在一家生产商和几批疫苗上。"内桑森回忆说，"它就会被视为是一种因制造或检测程序不够完善而造成的偏差，而非本质问题。"但一旦这种错误波及第二家制造商，那么这将被视为该产品的固有问题。此外，卡特的名声不敌其他公司；它生产的供人类使用的产品比其他公司少得多，自然而然，它的知名度也低得多。

内桑森回忆说，"这是一个将卡特的能力和道德，与惠氏、皮特曼·摩尔和派克·戴维斯等其他公司相比较的问题。"

卡特的高级管理人员认为，因为自己是一家规模较小、知名度较低的公司，所以受到了不公平的指责，对此大卫·卡特（Daved Cutter）记忆犹新："我认为对媒体来说，这是个好消息。他们终于找到一个可以挑刺的对象。总有人要当替罪羊。挑刺一家你从未听说过的公司，要比挑刺联邦政府或生物科学家们要容易，因为卡特在行业外或消费者市场上几乎无人知晓。"

在完成了所有数据的收集和分析后，人们发现，卡特疫苗的瘫痪发病率是惠氏疫苗的 10 倍。虽然惠氏有问题，但到目前为止，卡特疫苗还是最危险的。在接下来的 2 年里，卡特实验室的问题逐渐水落石出。

What Went Wrong at Cutter Laboratories
第6章　卡特实验室出了什么问题

给我一位英雄，我还你一出悲剧。

——弗·斯科特·菲茨杰拉德

（F. Scott Fitzgerald）

卡特实验室连续发生 7 起脊髓灰质炎疫苗中含有脊髓灰质炎活病毒的事件。这些事件导致了孩子们瘫痪和死亡。

第一，卡特选择了马奥尼毒株。乔纳斯·索尔克接种数千只猴子，以确定哪种 1 型脊髓灰质炎病毒的毒株能产生更多的抗体，他发现马奥尼毒株效果最好。当索尔克做出选择时，他知道马奥尼比其他任何 1 型毒株都更致命，但他觉得如果马奥尼完全灭活，也没有关系。索尔克选择了马奥尼毒株，这个决定使制药公司没有犯错的余地。

索尔克选择马奥尼毒株是又对又错。如果完全灭活，这就是一种极好的疫苗。加拿大多伦多大学的康诺特医学研究实验室（Connaught Medical Research Laboratories）用灭活的马奥尼毒株使 60 万儿童获得了免疫，今天大多数疫苗制造商仍在使用马奥尼毒株。但是其他危险程度比马奥尼毒株小得多的 1 型毒株同样有效。芬兰、瑞典、丹麦、英国和荷兰使用不同的 1 型毒株制造疫苗后，脊髓灰质炎也明显减少或消除了。

政府并没有要求制药公司使用马奥尼毒株。联邦政府规定："可使用每种分型病毒的任何毒株生产有效的疫苗。"如果索尔克没有选择马奥尼，或者卡特选择了马奥尼以外的毒株，卡特事件就不会发生。但是 1955 年春天，生产脊髓灰质炎疫苗的五家公司都使用了马奥尼毒株，所以不能指责卡特对马奥尼毒株的选择。

第二，卡特选择了一种导致麻烦的过滤方法。为了制作疫苗，在猴肾细胞中生长的脊髓灰质炎病毒需用甲醛灭活。病毒在细胞中生长后，甲醛灭活之前，就是疫苗制作的关键点。在索尔克的早期研究中，他认识到猴肾细胞和细胞碎片必须被完全彻底地清除，否则，隐藏在碎片中的脊髓灰质炎病毒就不会被甲醛灭活。为了清除细胞和细胞碎片，索尔克推荐使用厚石棉制成的塞茨过滤器。塞茨过滤器通常用于饮料行业，用它过滤的液体通常被称为"纯杜松子酒"。索尔克最初研制疫苗时，他使用的就是塞茨过滤器。

　　塞茨过滤器可有效且持续地去除细胞碎片，但过滤时间较长。索尔克制作数百剂疫苗时，过滤缓慢不是大问题；但当他制作数千剂疫苗时，则需要一种更快的过滤方法。国家基金会向索尔克推荐了澳大利亚医生兼兽医的珀西瓦尔·巴泽利（Percival Bazeley），他解决了这个问题。巴泽利有大规模生产的窍门，因为当时他刚刚在澳大利亚主持生产了大量青霉素。他建议索尔克将塞茨过滤器换为玻璃过滤器，以缩短过滤时间。玻璃过滤器是将玻璃部分加热融化制成，这样它就包含了很多孔洞。这些孔洞的大小取决于玻璃是如何熔化的。对于疫苗过滤工作，病毒和细胞制剂首先要通过带有大孔的粗玻璃过滤器，然后通过带有越来越小孔洞的中等、细小和超细小的过滤器。玻璃过滤器的优点是过滤时间比塞茨过滤器快得多；回想起来，它的缺点是玻璃过滤器偶尔会导致少量的细胞碎片残留。

　　1955 年 8 月中旬，卡特事件发生的 4 个月后，乔纳斯·索尔克收到了几家公司的过滤液。当索尔克乍看这些液体时，它们看起来是清澈的，但当用力打旋式的摇晃烧瓶时，沉积物会从中心升起，形成一个龙卷风般的锥形。索尔克观察到的沉积物就是细胞碎片，它解释了为什么公司始终无法灭活病毒。

155

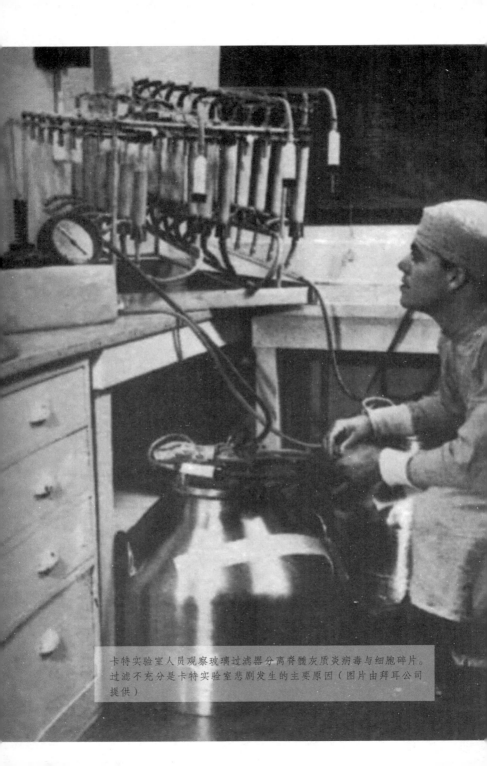

卡特实验室人员观察玻璃过滤器分离脊髓灰质炎病毒与细胞碎片。过滤不充分是卡特实验室悲剧发生的主要原因（图片由拜耳公司提供）

2 年后，在日内瓦举行的一次国际脊髓灰质炎会议上，约翰斯·霍普金斯医学院（Johns Hopkins School of Medicine）脊髓灰质炎研究人员大卫·博迪安（David Bodian）展示了有助于解开卡特实验室谜团的数据。博迪安对比了使用塞茨过滤器的公司和使用玻璃过滤器的公司灭活脊髓灰质炎病毒的一致性，结果是惊人的。与使用塞茨过滤器的公司相比，使用玻璃过滤器的公司无意中生产大量含有活病毒疫苗的可能性要高出 34 倍。博迪安说："所有结果明显表明塞茨过滤器的优越性。"

美国的礼来公司、皮特曼·摩尔公司和加拿大的康诺特实验室使用塞茨过滤器制作出安全的疫苗。但其他公司，特别是帕克·戴维斯公司，以及乔纳斯·索尔克实验室，都使用玻璃过滤器来生产疫苗。为什么卡特的问题最大？原因是，玻璃过滤器并不都是一样的。A. J. 比尔（A. J. Beale）负责管理英国制药巨头葛兰素史克（Glaxo）脊髓灰质炎疫苗的生产。比尔说："我们连续生产了 145 个批次，其中没有任何脊髓灰质炎病毒残留。但后来，玻璃工厂的一名工匠退休了。现在，玻璃过滤器导致了一个可怕的问题，我们在灭活疫苗中发现了存活的脊髓灰质炎病毒。在投入使用前，我们及时发现了问题。"葛兰素史克的经历清楚地表明，玻璃过滤器的生产是需要专业的匠人来完成的一种艺术。这位玻璃工匠退休后，葛兰素史克不得不从玻璃过滤器转向塞茨过滤器，并且从此再也没有出现类似的问题。

至 1955 年 11 月，即卡特事件发生 7 个月后，美国政府改变了脊髓灰质炎疫苗的生产要求："悬浮液应通过一系列过滤，其效率应相当于 1 个塞茨过滤器或 2 个连续的超细过滤器。"但直到 1957 年，即卡特事件 2 年后，大卫·博迪安和 A. J. 比尔才发现塞茨过滤器过滤效果明显优于玻璃过滤器。在 1955 年末，塞茨过滤器的价值和玻璃过滤器的问题并没有完全被发现。卡特使用的是玻璃滤器，这不能怪它。如果卡特像礼来公司、皮特曼·摩尔公司和康诺特实验室一样，选择使用塞茨过滤器，卡特事件就不会发生。

第三，安全测试不足。联邦政府要求进行两项安全测试，即疫苗必须接种到猴子体内和猴肾细胞。如果猴子在 30 天内没有瘫痪，并且猴肾细胞在 14 天内没有死亡，那么就认为疫苗里没有存活的脊髓灰质炎病毒。在 1955 年 4 月底，这些安全测试很明显是不准确的。

1955 年 4 月底，美国国立卫生研究所召开制药公司科学家会议后不久，政府改变了开展细胞培养安全测试的要求。最初它要求在每批次疫苗中至少选择一剂疫苗量来开展细胞培养试验。这一规定意味着企业仅需测试最终 0.1% 疫苗的安全性。卡特符合这一要求。到 1955

年 5 月 26 日，即卡特事件 1 个月后，政府将要求改为"测试样本应至少包含 1500 毫升（约 1.5 夸脱）疫苗"。这一改变是针对卡特实验室的。在所有的公司中，卡特开展安全测试的疫苗量是最少的，只相当于礼来公司的 1/10。通过增加细胞培养试验的疫苗数量，增加了检测到活病毒的机会。

在猴子身上开展的安全测试也不够。1955 年 6 月 15 日，蒙大拿州汉密尔顿市（Hamilton，Montana）美国公共卫生服务实验室的卡尔·埃克隆德（Carl Eklund）将卡特生产的第 19468 批次疫苗注射到猴子身上，这一批次疫苗曾导致爱达荷州学生瘫痪和死亡。几个星期后，猴子瘫痪了。后来，明尼苏达大学（University of Minnesota）的杰罗姆·西弗顿（Jerome Syverton）也发现卡特的疫苗可导致猴子瘫痪。埃克隆德和西弗顿已经证明，卡特实验室出售的疫苗含有活脊髓灰质炎病毒。卡特已经在猴子身上进行过第 19468 批次疫苗的安全测试，但没有发现问题。埃克隆德和西弗顿做了一件卡特没有做的事：他们首先给猴子注射可的松，即一种类固醇。可的松削弱了猴子的免疫系统，使它们更容易被感染。美国国立卫生研究所的研究人员通过将疫苗直接接种到猴子脊髓的方式进一步完善了安全性测试，这种手法比接种到大脑和肌肉灵敏 500 倍。就此，1955 年 9 月

159

10日，即卡特事件发生5个月后，政府更改了安全测试要求，包括疫苗应接种在注射过可的松的猴子的脊髓中。

卡特遵守了政府的安全测试要求，并对测试有绝对的信心，其病理学家唐纳德·特罗特尔（Donald Trotter）证明了这一点。特罗特尔负责安全测试，他知道卡特的一些疫苗会使猴子瘫痪，而另一些疫苗不会。特罗特尔给自己的孩子接种已经通过猴子安全测试的疫苗。他认为，如果一个批次的疫苗没有通过安全测试，它就含有足够的活病毒可导致猴子麻痹或致死，如果下一批次疫苗，由同一个人用同样的方法制造，通过了安全测试，那么它就是完全安全的。

但是在1955年春天，卡特没有开展足够的安全测试。没有一家公司使用注射过可的松的猴子或脊髓接种的方式开展安全测试，只有礼来公司在几个月后对细胞培养测试所需数量的疫苗开展了常规测试。卡特没有错，但如果更早执行更完善的安全测试，卡特事件就不会发生。

第四，在甲醛灭活之前，卡特将过滤后的病毒在冰箱中保存很长时间。沃尔特·沃德和拉尔夫·霍利翰参观了乔纳斯·索尔克的实验室，从而学会了如何为卡特实验室研制脊髓灰质炎疫苗。在他们学习期间，索尔克使用了玻璃过滤器。但索尔克的技术人员总是在完成过滤当天用甲醛灭活病毒，他们从不让过滤后的病毒闲置。

相比之下，卡特研究人员经常将过滤后的病毒放在冰箱保存几周甚至几个月，然后再用甲醛灭活。在制药公司中，只有卡特将过滤后的病毒保存那么久。长时间的储存使细小的猴肾细胞碎片在烧瓶底部聚集。1955 年 11 月，

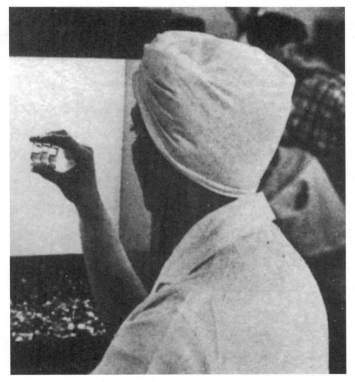

卡特实验室的技术人员观察脊髓灰质炎疫苗的小瓶以确认是否清澈，加利福尼亚州伯克利市（Berkeley，California），1955 年（图片由拜耳公司提供）

政府更改了要求："悬液应在病毒灭活前 72 小时内完成一系列过滤器过滤。"这个要求纯粹是针对卡特实验室的储存步骤提出的。

第五，也是最重要的一点，卡特从来没有绘制图表以确定甲醛灭活脊髓灰质炎病毒需要多长时间。乔纳斯·索尔克建议在灭活期间至少完成 4 个样本检测，并建议最后一个样本中无存活的病毒。用甲醛完全灭活脊髓灰质炎病毒所需的时间，是根据一剂疫苗中消除可检测的活病毒所需时间确定的。举例来说，如果消除可检测的活病毒需要 3 天时间，那么制剂应该再多处理 6 天，也就是消除病毒所需时间的 2 倍。额外的处理时间就是索尔克认为对安全疫苗生产至关重要的安全边际。索尔克在他的出版物和他为美国国家基金会准备的生产方案中清楚地说明了这些指导原则，这个生产方案被送到卡特实验室。1955 年春天，所有生产脊髓灰质炎疫苗的公司都知道了索尔克的灭活理论。虽然索尔克没有提供完全灭活的具体细节，但他的理论是清楚的。

礼来公司和帕克·戴维斯公司在灭活过程中检测了 6 个样本，以确定灭活病毒所需的时间；惠氏公司检测了 5 个样本；皮特曼·摩尔公司检测了 3 个样本，灭活 72 小时后发现可检测的活病毒被完全消除。卡特实验室从未明确活病毒何时被消除，因此，无法确定甲醛处理时间。没有哪个公司比卡特实验室更无视索尔克和他的理论了。例如，在第 19468 批次疫苗（给爱达荷州学生接种的批次）灭活期间，卡特的科学家只测试了 2 个样本。经过 16 小时的甲醛处理后，疫苗中存活 14 500 个感染性颗粒；处理 28 小时后，有 38 000 个感染性颗粒存活。实际上病毒的数量增加了。我们无法理解的是，沃尔特·沃德如何看待第 19468 批次疫苗的灭活数据，并得出他无法重现索尔克灭活结果的结论。沃德从未向他的老板霍华德·瓦恩加登（Howard Winegarden）和公司的负责人罗伯特·卡特展示过这些数据。沃德选择的是诋毁索尔克和他的技术，他总是把卡特的悲剧称为"索尔克事故"，这反映了他的傲慢和孤立。悲剧发生的13 年后，罗伯特·卡特解雇了沃尔特·沃德。尽管他被解雇的原因从未公布，但一位公司高管表示，"他（沃德）并不完全像自己认为的那样专业"。

第六，卡特从未告诉其他脊髓灰质炎研究人员疫苗有问题。卡特觉得脊髓灰质炎病毒的灭活效果是反复无常的（27 个批次中有 9 个没有通过安全测试），并且未采取任何措施来解决这个问题（最后 7 个批次中有 5 个没有通过安全测试）。然而，当面对这些病毒灭活问题时，卡特实验室从未将困难告诉联邦监管机构，也从未向乔纳斯·索尔克寻求帮助。尽管沃尔特·沃德在卡特出售疫苗之前给乔纳斯·索尔克写了几封信（具体是在1955 年 1 月 6 日、1955 年 3 月 4 日、1955 年 3 月 31 日、1955 年 4 月 4 日），但他从未提及他的公司在灭活脊髓灰质炎病毒方面遇到的困难。1955 年 4 月 12 日，就在卡特公司将脊髓灰质炎疫苗分发到 26 个州的前几个小时，拉尔夫·霍利翰给朱利叶斯·扬纳打了一个电话，绝望而卑微地尝试寻求帮助，但是已经太迟了。

第七，美国联邦政府不知道卡特实验室出了问题。国家基金会选择礼来公司和帕克·戴维斯公司来生产进行现场试验的疫苗，因为它们是唯一满足至少连续 11 批次疫苗通过安全测试要求的公司。联邦政府在监管脊髓灰质炎疫苗项目时，放弃了安全疫苗批次连续性的要求。因此，它无法知道一些公司在灭活病毒方面遇到了困难。

卡特从未生产过连续 11 批次通过安全测试的疫苗。事实上，它从未生产出连续 4 个批次通过安全测试的疫苗。后来，当被问及为什么放弃连续性要求时，美国国立卫生研究所的詹姆斯·香农说："这是一个职业判断错误。"对于允许制药公司向联邦监管机构隐瞒大量未通过安全测试的疫苗信息，美国医务总监舍勒说："回想起来，我们应该收取所有的科学实验报告。"如果在现场试验后，国家基金会仍然要求安全疫苗批次连续性，卡特事件就不会发生。但是，令人费解的是，沃尔特·沃德如何看待 27 批疫苗中有 9 批没有通过安全测试，并认为这源于其他问题，而不是灭活方法这个基本问题。同样令人费解的是，沃德并不认为安全疫苗生产的连续性很重要。在随后一个涉及卡特实验室的案件审理中，原告律师问沃德："换句话说，你的意思是，当你决定向公众投放疫苗时，你根本没有遵循生产批次连续性理论；是这样吗？"沃德回答："是的。"

在现场试验期间，礼来公司和帕克·戴维斯公司各生产了 15～20 批疫苗。这两家公司生产出了安全的商业疫苗，这并不奇怪。剩下的三家公司（卡特、惠氏和皮特曼·摩尔公司）由于缺乏经验，只有皮特曼·摩尔公司生产出了安全疫苗。卡特做出了很多差错，而且它不具备其他公司所具备的专业知识。结果，它生产的疫苗比美国或世界上任何脊髓灰质炎疫苗都危险得多。另一家公司的一名资深病毒学家回忆说："他们只是盲目地按照方案行事，毫不考虑。他们不具备思考这个问题的专业能力。"

卡特实验室从未因这场悲剧而自责。职位上唯一的变化是沃尔特·沃德，他被调到负责卡特实验室在日本的业务。沃尔特·沃德手下工作的弗兰克·德罗梅迪回忆说："没有人被解雇，公司也没有发生任何变化。大家都按照培训和要求去做。没有人在任何事情上出错和失误。如果他们知道得更清楚些，他们不一定会失败。他们根据我们收到的方案信息，制定了标准方案。"

卡特指责乔纳斯·索尔克设计的方案不具备连续性，并指责联邦政府制订的生产和测试标准不充分。弗兰克·德罗梅迪在卡特的同事罗伯特·劳斯表示："我们按照政府的标准小心翼翼地完成这项工作。这就是索尔克的方案。美国国立卫生研究所批准了它。他们为什么指责我们？但没有人指责政府。没有人会责怪美国国立卫生研究所批准了一个不可行的方案。他们对我们说'这个疫苗是你们研制的，你们应该知道的'。我们怎么会知道呢？对我们而言，我们是在遵循方法办事。"

事故发生多年后，卡特的高管们仍然不清楚自己做错了什么。当被问及为什么他们公司比其他公司遇到的麻烦更多时，罗伯特·卡特争辩说："大多数公司都有疫苗致死的情况，但数量比卡特小得多，因为我们是'第一个生产最多疫苗的公司'。早期我们在各州生产和交付的疫苗比其他任何制造商都多。"但卡特并不是第一个生产最多疫苗的公司。卡特最初的 13 批疫苗中有 6 批获得了政府的许可，在 1955 年 4 月 15 日—5 月 7 日，礼来公司生产了 250 万剂疫苗，帕克·戴维斯公司生产了 83 万剂，惠氏公司生产了 77.6 万剂，皮特曼·摩尔公司生产了 41 万剂，卡特公司生产了 38 万剂。所以事实上，卡特生产的疫苗数最少。而且与罗伯特·卡特的断言相反，大多数公司的疫苗并没有导致儿童死亡。只有惠氏公司的疫苗出现了问题，而接种惠氏疫苗后瘫痪和死亡的发生率远低于卡特疫苗。

　　沃尔特·沃德和霍华德·怀恩加登也一直没明白卡特的问题出在哪里。1955 年，卡特的研究负责人怀恩加登回忆道："同样是在爱达荷州给我们带来很多麻烦的那批疫苗，我们在新墨西哥州（New Mexico）或亚利桑那州（Arizona）接种了 1 万剂，没有出现问题。答案可能是这些人多年来断断续续地感染过脊髓灰质炎，所以那里的自然免疫能力比爱达荷州要高。这似乎就是合理的答案。所以，你看，我们根本不知道我们做错了什么。我们觉得我们做得很好。当然，其他公司都遇到了麻烦。我们受到了很多社会关注，他们也遇到了麻烦。"怀恩加登和沃德是对的：新墨西哥州和亚利桑那州因卡特疫苗瘫痪的儿童数量大约是爱达荷州的 1/10。但是新墨西哥州和亚利桑那州接种疫苗的儿童数量也大约是爱达荷州的 1/10，所以卡特疫苗引起的瘫痪发生率在三个州是一样的。爱达荷州的儿童并不比其他州的儿童更容易患脊髓灰质炎，他们瘫痪和死亡是因为他们注射了被活脊髓灰质炎病毒严重污染的疫苗。

1955 年 6 月 22 日和 23 日，即卡特事件 2 个月后，田纳西州（Tennessee）民主党人珀西·普里斯特（Percy Priest）主持了一场国会听证会，以确定谁应对这场悲剧负责。该委员会和出席听证的人，以不同的方式指责脊髓灰质炎国家基金会、国会议员理查德·尼克松（Richard Nixon）、生物制剂控制实验室和乔纳斯·索尔克。

1932—1955 年，美国国家基金会负责脊髓灰质炎疫苗项目，它管理疫苗的研究、发展、生产和测试。1955 年 4 月 12 日，基金会将接力棒交给了联邦政府。卡特事件后，许多医生、科学家、专业组织、公共卫生官员和政治家认为国家基金会开展的这项研究太匆忙，对一种尚未准备好的疫苗开展了临床试验，并迫使政府批准一种缺乏足够安全测试的产品。《纽约先驱论坛报》的专栏作家沃尔特·李普曼（Walter Lippmann）曾创立了政治周刊《新共和国》，他批判国家基金会在安娜堡的表现欺骗了公众："从 1955 年 4 月 12 日起，公众对于索尔克疫苗的突然出现、戏剧性中止，以及之前有效性的夸大宣传而忧心忡忡。这更像是宣布选举的结果，而不是科学调查的结果。对公众来说，'表演'的精心设计、'演员'的显赫演技、高调的公众宣传，都表明脊髓灰质炎已经被攻克了。"马萨诸塞州医疗协会（Massachusetts Medical Society）的出版物《新英格兰医学杂志》刊登了一篇社论，批评国家基金会："医生被杜撰成这场'表演'科学性的一面，归根结底他们必须承担一些责任。"

在国会听证会上，巴兹尔·奥康纳巧妙地将悲剧推给政府，捍卫自己和他的基金会："只有索尔克疫苗研究由国家基金会管理，才具备适合的智慧、完善的知识和足够的勇气开展下去，不带有任何的政治目的。"

奥康纳的逻辑很难被反驳。国家基金会在脊髓灰质炎研究上投入的资金比世界上任何其他基金会或政府都多，而且物有所值。在 20 多年里，该基金会研究明确了有多少分型的脊髓灰质炎病毒引起疾病、脊髓灰质炎病毒如何从一个人传染另一人、脊髓灰质炎病毒如何到达脊髓、脊髓灰质炎抗体如何预防疾病，以及脊髓灰质炎病毒如何在细胞培养基中生长。通过资助乔纳斯·索尔克实验室，该基金会确定了如何灭活脊髓灰质炎病毒，哪种脊髓灰质炎病毒株最适合诱导产生脊髓灰质炎抗体，以及哪种毒株对猴子保护效果最好，并最终保护孩子们免受这种疾病的伤害。巴兹尔·奥康纳个人不能决定哪些研究人员被资助、研究者应该开展哪些研究，这些决定权掌控在国家基金会的免疫委员会，由托马斯·里弗斯、乔纳斯·索尔克、约翰·恩德斯、乔·斯迈德、威廉·麦克道尔、霍华德·肖内西、艾伯特·沙宾等组成。该基金会不可能召集比免疫委员会成员更专业或更受尊

169

敬的科学顾问了。因为有了国家基金会，1954 年在美国开展的脊髓灰质炎疫苗试验是当时最彻底、组织最好的。超过 180 万名儿童参加了这项试验，最终开发了安全有效的脊髓灰质炎灭活疫苗。如果没有国家基金会，脊髓灰质炎疫苗的开发将会极其缓慢。尽管国家基金会以麦迪逊大道（Madison Avenue）的高调方式宣传疾病意识，但卡特的悲剧不应归咎于该基金会。

政客们又指责其他政客。在普里斯特的国会听证会上，来自纽约市的民主党国会议员亚瑟·克莱因（Arthur Klein）说："我听到了一些指控，这些指控在华盛顿相当流行……我听到的故事是，一位来自加利福尼亚的非常著名的政治家给卫生、教育和福利部长霍比施压，要求她给卡特实验室颁发许可证。"克莱因指责的是副总统理查德·尼克松施压霍比，让她授权许可加利福尼亚卡特公司生产的疫苗。第二天，霍比来到委员会，回应了克莱因的指控："这不是政治。在我工作的 30 个月里，从来没有人试图给我带来不适当的压力。"霍比对医学、科学、疫苗或疫苗研制知之甚少，她没有参与生物制剂控制实验室批准脊髓灰质炎疫苗的决定。因此，霍比身上的政治压力不可能影响卡特疫苗的许可。尽管理查德·尼克松对许多事情负有责任，但卡特事件并不在其中。

　　首当其冲受到批判的机构，也是受卡特事件影响最严重的机构，是生物制剂控制实验室。在普里斯特的国会听证会上，来自田纳西州的参议员埃斯特斯·凯福弗（Estes Kefauver）说："任何的开始和停止，以及导致所有人恐慌都没有借口。这是我见过的最糟糕的项目之一。"俄勒冈州（Oregon）参议员韦恩·莫尔斯（Wayne Morse）哀叹道："联邦政府检查屠宰场的肉类都比检查脊髓灰质炎疫苗还要仔细。"

　　由于他们在卡特事件中的角色，几乎所有参与疫苗管理的人都被解雇了。露丝·柯什斯坦（Ruth Kirchstein）是美国国立卫生研究所下属的美国国家综合医疗服务研究所（National Institute of General Medical Services）的前负责人，1957年，她是一名参与脊髓灰质炎疫苗管理的研究人员。她回忆起卡特事件后疫苗管理人员的忧郁情绪："卡特一出现，所有与疫苗有关的人都被解雇了；每个人都有责任，因为政府承担了全部责任。工作人员比尔（Bill）失去了实验室主任的工作。他是一名政府公务员，所以他没有丢工作。比尔的上级是国家微生物研究所的主任维克多·哈斯。哈斯的上级是美国国立卫生研究所所长威廉·塞布雷尔。他的上级是医务总监伦纳德·舍勒。舍勒的上级是霍比。所有人都被解雇了。他们每个人都丢了工作。这很正常。如果联邦政府获罪，所有相关人员都得离开。"也许受这场悲剧影响最大的人，就是负责疫苗许可的工作人员威廉（William）。"他被打发到某个角落，5年后退休了。"柯什斯坦回忆道，"他对此很伤心。"

从1954年由国家基金会开展的现场试验（超过40万儿童安全接种了疫苗）和1955年的商业疫苗项目（卡特和惠氏公司生产的疫苗导致儿童瘫痪和死亡），联邦政府应该对两个改变负有责任：首先，联邦政府取消了合格批次连续性要求。在人群试验中，礼来公司和帕克·戴维斯公司被要求连续生产11批次通过安全测试的疫苗。这种连续批次的要求，使得礼来公司和帕克·戴维斯公司学会了快速生产安全疫苗。如果批次连续性要求在1955年仍然存在，那么卡特和惠氏公司都不会被允许参与该项目。其次，政府没有对许多未通过安全测试疫苗的科学实验报告进行检查。国家基金会检查了用于人群试验的每个批次疫苗的科学实验报告。如果生物制剂控制实验室也这样做，政府就会知晓卡特不能持续灭活病毒；而且，查阅科学实验报告并不需要额外的资源或人员。柏妮斯·艾迪在颁发许可证前5个月曾发出警告，即卡特在灭活脊髓灰质炎病毒方面有困难，但生物制剂控制实验室无视她的警告。艾迪的请求被淹没在"当帕克·戴维斯和礼来公司刚开始生产疫苗时，他们也遇到了灭活病毒的问题"的噪音中。联邦政府本可以通过其疫苗监管机构——生物制剂控制实验室避免卡特悲剧。

1955 年 6 月，乔纳斯·索尔克是世界上少数几个相信直线病毒灭活理论的科学家之一。在普里斯特国会听证会上，科学家们对索尔克提出了批评。其中两位是诺贝尔奖得主，即温德尔·斯坦利（Wendell Stanley）和约翰·恩德斯。斯坦利 1946 年因其在病毒蛋白质方面的研究获得诺贝尔化学奖，他反对索尔克的直线理论："实际上，这发生的是一种化学反应，是甲醛和脊髓灰质炎病毒的结合……化学家可以确认的是，在这个反应中，理论上不可能没有活病毒存在。"1954 年诺贝尔生理学或医学奖获得者恩德斯也不相信索尔克的理论："病毒灭活过程存在质疑。根据索尔克的理论，我们不能确切知道灭活是否成功。"在国会、媒体、全国和全世界面前，约翰·恩德斯、威廉·麦克道尔·哈蒙和艾伯特·沙宾投票决定暂停索尔克疫苗。私下里，恩德斯不那么给索尔克情面。在 5 月的一次政府会议上，他靠着桌子，倾身盯着索尔克说："明明知道疫苗里有活病毒，却假装是灭活疫苗，这是庸医。每批次都有活病毒。"面对诋毁他的人，索尔克一向坚忍，后来他回忆说："那是我人生中第一次，也是唯一一次有自杀的念头。没有希望，一点希望都没有。"

在 1955 年后期和 1956 年全年中，共接种 1 亿剂脊髓灰质炎疫苗，并且没有发生事故。1957 年，大卫·博迪安总结道，"全世界制造商的灭活数据毫无疑问地表明，脊髓灰质炎病毒的灭活率趋于索尔克建立的直线"，并且"目前的灭活方法可以实现完美的灭活"。1956—1961 年，美国接种了 4 亿剂索尔克脊髓灰质炎疫苗，没有造成 1 例瘫痪。卡特悲剧不应归结于乔纳斯·索尔克和他的直线灭活理论。

1955 年 5 月 14 日，联邦政府发放了 100 万剂脊髓灰质炎疫苗。据医务总监舍勒说，疫苗经过"双重检查"，以确保它是安全的，但家长们却感到困惑。《纽约时报》的一篇文章描述了这种困境："国家现在非常恐惧。以前从未如此广泛地宣传和仔细研究脊髓灰质炎病例数量报道。数百万父母担心，如果他们的孩子不接种疫苗，他们可能会得脊髓灰质炎，但如果他们接种疫苗，也可能会得脊髓灰质炎。"

伦纳德·舍勒和公共卫生官员说，疫苗是安全的。但几名脊髓灰质炎研究人员表示，事实并非如此。此外，美国儿科学会（American Academy of Pediatrics）向美国的每一位儿科医生发出以下声明："鉴于脊髓灰质炎疫苗在生产、测试和大量使用方面出现的困难……美国儿科学会建议目前中止这种疫苗的接种。"在脊髓灰质炎疫苗致使一些孩子瘫痪后，舍勒向父母们推荐脊髓灰质炎疫苗，迫使他们权衡两个观念：一个孩子应该只接受一种安全的疫苗和（考虑到医学一直是一个进化过程）未来的疫苗可能会更安全。在给奥维塔·卡尔普·霍比的一份报告中，舍勒说："我们必须权衡疫苗的益处和可能的危害。"舍勒的意思是，问题不是"疫苗什么时候可以接种？"而是"它什么时候足够好？"现在，父母必须权衡他们的孩子因脊髓灰质炎而瘫痪的风险和因脊髓灰质炎疫苗而瘫痪的可能性。人们害怕有不良反应的疫苗，这已经不是第一次了。

175

　　第一个引起关注的疫苗是第一个被投入使用的疫苗。本杰明·富兰克林为死于天花的儿子而悲叹，他写道"因为感染天花，我失去了我的儿子，一个 4 岁的男孩。我一直以来痛悔不已，至今还后悔自己没有给他注射预防针。我之所以提这一点，是为了提醒那些不给孩子接种的父母。他们认为，如果孩子死于接种，他们永远也不会原谅自己。我的例子表明，未接种带来的遗憾同样让我无法原谅自己"。富兰克林后悔没有给儿子接种天花疫苗。但是富兰克林的儿子死于 1736 年，比爱德华·詹纳用牛研制出天花疫苗早 60 年，也比詹纳出生早 13 年。

难道本杰明·富兰克林在说胡话吗？

原来，早在1670年，爱德华·沃尔特利·蒙塔古（Edward Wortley Montagu）担任英国驻奥斯曼帝国（Ottoman Empire）大使。他的妻子玛丽·蒙塔古（Mary Montagu）夫人对天花很熟悉；她曾眼睁睁地看着哥哥死于这种疾病，自己也被这种疾病毁容。当她到达君士坦丁堡（Constantinople）时，她惊讶地发现天花是可以预防的。从天花患者身上取下结痂，磨碎，揉搓进伤口、划痕或切开的静脉中。这一过程被称为"接种"（源自拉丁语 *inoculare*，意为"嫁接"），这是一种常见的做法。在17世纪，很明显，那些从天花中幸存下来的人不会再被感染。人们推断，从康复患者身上取下的结痂可能具有较弱的预防疾病的作用。

1717年4月1日，蒙塔古夫人给一个朋友写了一封信："天花在我们那里是如此普遍和致命，但在这里，由于'嫁接'（这是他们给它的术语）的发明，天花完全不会造成伤害了。一群老年妇女负责接种天花。人们为了接种来到这里，当他们见面的时候，老年妇女就会带着一个装满天花的果壳过来，问你想要开哪个静脉。然后她立刻用一根大针筒刺破你给她的静脉，把针筒内所有液体压入血管，最后把小伤口包扎起来；同样的方法刺破了四五根血管。每年都有成千上万的人进行接种；他们把这里的天花转移到别处，就像他们在其他国家取水一样容易。"

当玛丽女士回到英国时，她带来了接种方法。1721年春天，伦敦暴发了天花，为了试验玛丽女士的接种方法，人们开展了一项实验。以自由作为奖赏，纽盖特监狱（Newgate Prison）的6名死刑犯（3男3女）自愿参加；1721年8月9日，他们被接种了。接种之后，一位名叫伊丽莎白·哈里森（Elizabeth Harrison）的女性回到了赫特福德（Hertford），她睡在一张床上，旁边是一个患有严重天花的10岁男孩。哈里森始终未感染天花。后来，经过更大规模的实验后，伦敦皇家学会（Royal Society）得出结论，接种对预防天花是有效的。1745年，伦敦天花接种医院成立了。

接种疫苗的消息传开了。波士顿的清教牧师科顿·马瑟（Cotton Mather）宣传它的作用。1721年，在波士顿的一次天花流行中，半数的城市居民都感染了天花，没有接种的感染者死亡率是1/6，而接种的感染者的死亡率只有1/47。但接种也有风险。因为疫苗含有活的人天花病毒，一些人死于接种；例如，桑德兰伯爵（Sunderland）2岁的儿子之死在伦敦受到高度关注。尽管风险很大，本杰明·富兰克林还是后悔失去了给儿子接种的机会。

177

第二个让父母害怕的疫苗是路易斯·巴斯德（Louis Pasteur）发明的预防狂犬病的疫苗。狂犬病疫苗由兔神经组织制成，偶尔会引起瘫痪、癫痫等严重的神经系统并发症，这种反应的发生率高达 1/230。因为狂犬病的死亡率是 100%，所以给被狂犬病动物咬伤的孩子注射狂犬病疫苗是一个很容易的决定。但是如果动物无法找到，即无法确定动物是否患有狂犬病，父母们的选择就困难多了。狂犬病疫苗用了一个半世纪才用不含神经细胞的组织制成。到 20 世纪 70 年代早期，由人类胚胎（胎儿）细胞制成的狂犬病疫苗消除了瘫痪和癫痫发作的风险。

还有一种引发恐慌的疫苗是 1942 年给美国士兵接种的黄热病疫苗。20 世纪 40 年代早期，该疫苗含有一种稳定剂，即人类血清，以保护疫苗病毒不受温度变化的影响。不幸的是，其中一个患有肝炎的捐献者捐献了用于制作疫苗的血清。在收集血清的时候，科学家不知道有不同类型的肝炎病毒（如甲型、乙型和丙型肝炎）；并且，还不清楚肝炎是如何在体内传播的，也不清楚它是如何在人与人之间传播的。1942 年 3 月，医务总监办公室注意到患肝炎的军事人员人数显著增加；5 万名士兵因接种了受污染的黄热病疫苗而患上了肝炎，其中 62 人死于肝炎。45 年后的一项研究估计，多达 33 万名士兵在无意中感染了我们现在知道的乙型肝炎病毒。从那以后，人血清再也没有用作疫苗稳定剂。现在使用了不同的稳定剂，如山梨醇和明胶，接种了黄热病疫苗的人不再有感染乙型肝炎病毒的风险。但对于 20 世纪 40 年代中期前往黄热病流行地区的士兵来说，对疫苗的恐惧可能超过了对黄热病的恐惧。

最严重的疫苗灾难发生在 20 世纪初的德国吕贝克（Lubeck，Germany）。1921 年，两位法国研究人员莱昂·卡尔梅特（Léon Calmette）医生和卡米尔·格林（Camille Guérin）兽医研发了一种预防结核病的疫苗，结核病是由一种叫结核分枝杆菌的细菌引起。卡尔梅特和格林认为，他们可以从奶牛身上提取一种类似的细菌，即牛分枝杆菌，通过在培养基中连续培养来削弱它的毒性，并将其制作成疫苗。他们把这种疫苗称为卡介苗 BCG（卡尔梅特和格林的牛分枝杆菌），这种疫苗的改良版至今仍在使用。

1929 年，吕贝克有 250 名出生 10 天的婴儿接种了卡介苗，但不幸的是，这个疫苗不是用牛分枝杆菌制成的。制作疫苗的实验室错误地在培养基中接种了结核分枝杆菌，而不是牛分枝杆菌。结果，婴儿被接种了大量存活的、高度致命的结核病细菌，72 名婴儿因该错误死亡。从脊髓灰质炎疫苗的角度来看，我们从吕贝克的灾难中学到的东西有限。因为区分卡介苗和结核分枝杆菌的技

179

术已经成熟，而且这两种细菌在实验室培养时很容易区分（它们有不同的颜色）。这是一个严重的、可避免的实验室人为错误，此后再也没有发生过。世界上除了美国和荷兰外，其他国家都定期给婴儿接种卡介苗。

1955 年夏天，在卡特的疫苗被召回 2～3 个月后，脊髓灰质炎席卷了美国。医生、公共卫生官员和脊髓灰质炎专家意见有分歧，一些人建议接种疫苗，另一些人不建议。马萨诸塞州和伊利诺伊州的疫情表明了哪个建议是正确的。

1955 年 7 月的第 1 周，脊髓灰质炎在波士顿暴发，并蔓延到整个马萨诸塞州；脊髓灰质炎使 1700 多人瘫痪。对于那些从未接种过索尔克脊髓灰质炎疫苗的人，感染的发病率是 1/500；那些接种一剂脊髓灰质炎疫苗的人，发病率为 1/1000；而那些接受两剂疫苗的人，发病率为 1/2000。未接种疫苗的人比接种疫苗的人患脊髓灰质炎的可能性高 4 倍。

在伊利诺伊州，脊髓灰质炎疫苗的价值也十分明显。从 1955 年 6 月 21 日开始，芝加哥暴发了脊髓灰质炎，导致 800 多人瘫痪。疫情持续了 4 个月，是该市历史上第二大疫情。对于那些选择不接种索尔克疫苗的人，感染的发病率为 76/10 万；对于接种一剂疫苗的人，感染发病率为 30/10 万；对于接种两剂疫苗的人，感染发病率为 7/10 万；而接种了推荐的三剂疫苗的人，每十万人中发病率为 0。如果按照建议接种，索尔克疫苗可以完全预防瘫痪。那年夏天，芝加哥有 36 人死于脊髓灰质炎，其中没有一个人接种过全部三剂索尔克疫苗。

具有讽刺意味的是，卡特事件让科学家和公众认为索尔克疫苗是危险的，一定程度上导致了下一个更危险的脊髓灰质炎疫苗的研发。

在索尔克脊髓灰质炎疫苗获得许可后的几年里，脊髓灰质炎患者人数大幅下降。1950—1954 年，脊髓灰质炎使美国每 10 万人中有 15 人瘫痪。但是 1955—1961 年，在接种了 4 亿剂索尔克疫苗后，瘫痪的发生率为 2/10 万，几乎下降了 90%。索尔克的疫苗起作用了，但由于卡特事件，许多人担心安全测试仍然不够敏感，无法检测到少量活的脊髓灰质炎病毒。科学家和公共卫生官员决定用已被证明有风险的沙宾疫苗替代被误认为有风险的索尔克疫苗。

艾伯特·沙宾想研制一种比索尔克疫苗具有更好免疫效力的疫苗。他也想研制一种不依赖于不同制药公司灭活脊髓灰质炎病毒能力的疫苗。沙宾出生于俄罗斯比亚韦斯托克(Bialystok，Russia)，曾在纽约大学学习医学，并在洛克菲勒研究所（Rockefeller Institute）学习病毒学。沙宾魅力非凡、自私自利、博学多识、报复心极强，他

181

决心要打败索尔克和他的疫苗。为了研制疫苗，沙宾利用三种分型（1型、2型和3型）脊髓灰质炎病毒的天然毒株，在猴子的肾脏细胞或睾丸细胞中反复培养。随着在猴子细胞中传代越来越多，病毒生长得越来越好，它们在人类细胞中生长并引发疾病的能力就越来越弱。沙宾在俄罗斯的9000万人中测试了他的脊髓灰质炎减毒活疫苗，仅1年就有7500万人接种了他的疫苗。

1961年，美国准备放弃索尔克疫苗而选择沙宾疫苗，但有一个问题。1957年，爱尔兰贝尔法斯特（Belfast，Ireland）女王大学（Queen's University）年轻的微生物学教授乔治·迪克（George Dick）发现了一些令人担忧的事情。迪克把减毒活脊髓灰质炎病毒接种到12只猴子的大脑中，没有猴子出现瘫痪。他将疫苗喂给170个小孩，收集他们的粪便，然后从他们的粪便中提取疫苗病毒，重新注入猴子的大脑。这次22只猴子中的11只瘫痪了。由于某种原因，被减毒的脊髓灰质炎病毒在通过儿童肠道时恢复了引起瘫痪的能力。迪克总结道："减毒疫苗表现出的'衰弱'的实验室特征，这使它适合作为一种疫苗进行试验，但这一特征在人体肠道中增殖后并没有得到保持。"他警告说，用减毒活脊髓灰质炎病毒进行大规模疫苗试验可能是危险的。迪克的警告是对未来事件的不祥预言。

1962 年，美国面临的选择是继续使用索尔克的脊髓灰质炎灭活疫苗，还是转而使用沙宾的减毒活疫苗。沙宾的疫苗更有吸引力有几个原因。它使 100% 的儿童免于脊髓灰质炎，相比之下，索尔克疫苗只能保护 80% 的儿童。沙宾疫苗更容易制造，每剂仅需 30 美分，这比索尔克的疫苗便宜 5 倍。沙宾疫苗可以保护与接种疫苗儿童接触的人。因为沙宾的疫苗病毒在肠道内成倍繁殖，经常从一个人传播到另一个人。与接种过沙宾疫苗的人密切接触后，有 25% 的人产生了脊髓灰质炎抗体，即使他们没有接种（这被称为"接触免疫"）。由于美国的免疫接种率较低，人们认为疫苗病毒在人与人之间传播是可取的。与索尔克疫苗相比，接种沙宾疫苗简单易行。沙宾疫苗不需要针头、注射器或训练有素的护士；只要把疫苗滴在方糖上，孩子们很容易接受。

但是沙宾的疫苗有一个很大的缺点，即不稳定性。1961 年，美国医务总监下面的一个咨询委员会指出："沙宾疫苗（3 型）中三种毒株的一种在人体传播后发生改变，具有导致瘫痪的趋势，并敦促寻找一种'更好的 3 型疫苗毒株'。"然而更好的 3 型疫苗从未生产出来，1962 年美国从索尔克疫苗转向沙宾疫苗。

1964 年 10 月 5 日，在美国分发 1 亿剂沙宾脊髓灰质炎疫苗后，《美国医学会杂志》上发表的一篇文章证实了乔治·迪克的观察结果和咨询委员会最担心的事情。沙宾疫苗在经过儿童肠道后不仅能引起猴子麻痹，还能引起人麻痹。在接种沙宾疫苗之后发生了 57 例瘫痪，其中 36 例是由 3 型脊髓灰质炎病毒引起的。瘫痪病例与疫苗的特定批次或生产公司无关。这 36 人接种沙宾疫苗后碰巧被天然 3 型脊髓灰质炎病毒感染的可能性，即麻痹不是由沙宾疫苗中的 3 型疫苗病毒所致的可能性，是 1/1.85 亿。尽管如此，沙宾不相信这个结果。"我不能接受这样的结论。"他说。

1964—1979 年，沙宾的疫苗被滴在方糖上，给美国数百万儿童接种。公共卫生官员知道沙宾疫苗会导致瘫痪，但他们认为，瘫痪是罕见的（75 万名免疫的儿童中有 1 人在第一次接种后瘫痪），所以疫苗的好处超过了它的风险。到 1979 年，美国完全消除了由天然脊髓灰质炎病毒引起的瘫痪，这是一项了不起的成就。虽然沙宾疫苗消除了由天然脊髓灰质炎病毒引起的麻痹，但沙宾疫苗引起的麻痹仍未消除；1980—1996 年，美国每年都有 6～8 名儿童因艾伯特·沙宾疫苗的病毒而瘫痪。

乔纳斯·索尔克知道自己的疫苗更好。20 世纪 70 年代末，索尔克在给亚历山大·朗缪尔的一封信中恳请政府重新使用他的疫苗。他认为，如果可以避免脊髓灰质炎疫苗引起瘫痪，那么 1 例由疫苗引起的瘫痪也不能被接受。18年过去了，美国才重新使用乔纳斯·索尔克的疫苗；在此期间，又有200人因沙宾的疫苗而瘫痪。1998年10月20日，为联邦政府提供疫苗使用建议的主要机构，即"免疫实践咨询委员会"，推荐疾病预防控制中心为儿童接种索尔克疫苗。沙宾的脊髓灰质炎疫苗从此在美国不再使用。

乔纳斯·索尔克于1995年6月23日去世，3年后，美国认为他的疫苗是预防脊髓灰质炎最好的疫苗。在世界舞台上，索尔克成为受人尊敬的人物。在1958年开展的一项调查中，索尔克被认为是在世的两位美国最著名的科学家之一；另一位是原子弹的发明者罗伯特·奥本海默（Robert Oppenheimer）。但许多索尔克的同事认为他无足轻重，或者是个骗子。索尔克认为，没有人比艾伯特·沙宾更挑剔、更小心眼、更恶毒攻击他人。在大学辩论队时，沙宾就经常在公共场合羞辱索尔克。

1948年，约翰·恩德斯提出如何在猴子细胞中培养脊髓灰质炎病毒后，美国国家基金会在一份刊物上发表了文章，称可能很快就会有大量甲醛灭活的脊髓灰质炎病毒用于保护儿童免受脊髓灰质炎的侵袭。艾伯特·沙宾对这篇文章提出了异议，他给巴兹尔·奥康纳写了一封信："即使能够满足对大量病毒的需求，目前没有充分

的理由相信'灭活病毒'疫苗有任何实用价值。"沙宾
一开始诋毁甲醛灭活脊髓灰质炎疫苗，后来又诋毁乔纳
斯·索尔克。

1953年，索尔克展示了他在沃森和波尔克开展的儿
童研究成果，这使媒体对有效的灭活疫苗充满希望，沙
宾在纽约的一个科学会议上说："目前我们给公众的印
象是一个可行的脊髓灰质炎疫苗将研发或立即生产，也
许最好先声明：目前还没有这种疫苗，人们只能猜测
它是否即将问世。"同年晚些时候，面对国会委员会
（congressional committee），沙宾再次对人们越来越接受
索尔克和他的疫苗的事实表示反对："以我为例，我强烈
反对根据一个研究人员的研究成果，就对数万或数十万
儿童进行大规模测试。"1954年，索尔克提出更多的数
据证明疫苗有效，《生活》杂志发表了一篇文章详细说明
索尔克的成果。随后，沙宾在密歇根医疗学会（Michigan
Medical Society）科学家们面前说："我确信，如果你们
都读过《生活》杂志关于脊髓灰质炎被攻克的故事，就
没有人会来这里了。我们不要把乐观和成果混为一谈。"

在人群试验之前，当沃尔特·温切尔散布谣言说政
府正在为在索尔克疫苗试验期间预计死亡的儿童准备"白
色小棺材"时，沙宾没有支持他的疫苗研究同事，而是
附和说："人群试验还为时过早。"加利福尼亚大学旧金

山分校的亨利·肯普（Henry Kempe）给美国儿科学会
（American Academy of Pediatrics）写了一封信，反对即
将开展的人群试验，沙宾马上写信支持肯普的反对意见：
"我完全同意肯普的意见，'甲醛灭活疫苗没有进行充分
的大规模试验，可能不安全，效力和稳定性都不确定'。"
沙宾随后把信也寄给索尔克，并附上一张纸条："亲爱的
乔纳斯，这是给你的信息，让你知道我在背后说什么了。
顺便说一句，这也是你所尊重的许多人的意见。'爱和
吻'将被保存。艾伯特。"1953 年 3 月 26 日，在人群试
验前，索尔克准备向全国发表广播讲话，他把准备好的
讲稿副本寄给沙宾审阅。索尔克回忆说："他很生气地打
电话给我，他说我在误导公众。劝我不要做这件事。我
当时被惊得目瞪口呆。"

　　1970 年，理查德·尼克松授予沙宾国家科学奖章。
他赞扬沙宾"在研究病毒和病毒性疾病方面做出的许多
重大贡献，最终研制出消除脊髓灰质炎这一对人类健康
构成主要威胁的疾病的疫苗。"沙宾注意到尼克松的措
辞，后来跟随着告诉别人："我研发了唯一正确的疫苗，
而不是一支疫苗。"

　　在艾伯特·沙宾去世前 3 年，84 岁高龄的他向乔纳
斯·索尔克发起最后攻击。沙宾说："（索尔克的东西）
纯粹是厨房里的化学实验，索尔克什么也没发现。"沙宾

强烈质疑索尔克疫苗的安全性和有效性，然而沙宾的疫苗却带来了瘫痪的高昂代价，这个代价与生产疫苗的公司无关，由使用沙宾疫苗的每个国家承担。

沙宾对乔纳斯·索尔克的攻击是最直接、最人身的，但不少其他科学家也认为索尔克或他的工作不值得特别认可。脊髓灰质炎研究人员如约翰·保罗（John Paul）、约瑟夫·斯迈德、约翰·恩德斯、托马斯·韦勒、弗雷德里克·罗宾斯、大卫·博迪安、艾伯特·沙宾和托马斯·里弗斯都被入选美国国家科学院院士（National Academy of Sciences），入选院士是对入选人所做出的重要科学贡献和声望的一种认可。但索尔克从未入选。科学家们和投票成员们认为索尔克没有做过任何原创研究成果。当托马斯·里弗斯被问及索尔克为什么从未入选院士时，他说："原创研究成果！没有原创研究成果是不会入选的！就像没有原创研究成果拿不到诺贝尔奖一样。我不是说乔纳斯不是个好人，但之前已经有过灭活疫苗了。甲醛灭活疫苗已经有很多了。"与约翰·恩德斯共同获得诺贝尔奖的托马斯·韦勒更是直言不讳地说："索尔克没有入选美国国家科学院院士，是因为他不是一个非常优秀的科学家。"雷纳托·杜尔贝科（Renato Dulbeco）因其在癌症病毒方面的研究获得了 1975 年诺贝尔生理学或医学奖，他在科学杂志《自然》（Nature）上为索尔克写的讣言中提到："索尔克在脊髓灰质炎疫苗方面的工作，让他得到了全世界公众和政府的完全认可。但他没有得到科学界的认可——他没有获得诺贝尔奖，也没有成为美国国家科学院院士。原因是他没有做出任何创新性的科学发现。"

乔纳斯·索尔克发现了什么？索尔克不是第一个用甲醛灭活病毒来制造脊髓灰质炎疫苗的人（而是莫里斯·布罗迪），不是第一个提出如何在细胞培养基中培养脊髓灰质炎病毒的人（而是约翰·恩德斯），也不是第一个将灭活的脊髓灰质炎病毒注射给猴子或儿童的人（约翰斯·霍普金斯大学的研究人员做过这样的实验）。但乔纳斯·索尔克是第一个完成很多事情的人。他是第一个证明几剂灭活病毒疫苗引起的脊髓灰质炎抗体水平与自然感染后产生的抗体水平相似的人。他把这种现象称为"免疫记忆"。在这之前，科学家们认为只有自然感染或减毒活疫苗病毒才能做到这一点。索尔克的免疫记忆概念从现在的分子水平可以理解了，但在当时，它代表了学术思路上的巨大变化。仅凭这一发现，索尔克就应该被授予诺贝尔奖。

索尔克是第一个研究出可控制和可复制的灭活脊髓灰质炎病毒方法的人。莫里斯·布罗迪和约翰斯·霍普金斯大学的研究人员用甲醛灭活了脊髓灰质炎病毒。但

189

索尔克发现，利用他的直线灭活理论，他可以有效地、定量地将脊髓灰质炎病毒诱导产生抗体的能力和它诱发疾病的能力区分开。索尔克发明的直线理论至今仍被用来确定灭活脊髓灰质炎病毒的时间。

索尔克是第一个提出病毒渐进式过滤的人，这是一种在灭活前分离脊髓灰质炎病毒和细胞、细胞碎片的方法。这种技术对生产甲醛敏感的病毒至关重要。

最后，索尔克和他的同事朱利叶斯·扬纳率先开发了测定细胞培养基中脊髓灰质炎病毒数量和血液中脊髓灰质炎抗体数量的方法。利用这些技术，索尔克和扬纳挑选了三种脊髓灰质炎毒株来制作疫苗。今天，这三种毒株仍然被用来制作脊髓灰质炎灭活疫苗。

杜尔贝科（Dulbecco）在索尔克的讣告中还提道："索尔克的研究展现了许多优秀的科学品质，例如在追求不受欢迎的目标时具备的独立性、创新性，以及在没有人相信的情况下成功完成研究的能力。他的奉献是完全无私的。的确，他没有做到技术革新，但是科学仅仅是'技术'吗？"尽管没有得到许多科学家的认可，索尔克在理论和技术上取得了几项重要突破，这是我们时代最伟大的公共卫生成就之一。

第7章 卡特案开庭

与贝利在一起时，你经常会受到媒体关注。走在街上，你就是媒体的焦点。

——贝利·阿什·格里律师事务所
理查德·格里（Richard Gerry）

1996年，《圣地亚哥联合论坛报》刊登了一幅漫画，描绘的是圣彼得（St.Peter）打电话的情景。站在他面前的是一个衣冠楚楚的男人，像天使一样微笑着。圣彼得说："我这里有一个伙计称他被珍珠门（Pearly Gates）撞伤了。"这名男子的公文包上刻着"梅尔文·贝利"（Melvin Belli）。

20世纪50—90年代，梅尔文·贝利是美国最有影响力的律师之一。作为一名人身伤害（或侵权）律师，贝利为那些被药品、汽车、飞机、香烟、水泥卡车或可口可乐瓶爆炸伤害的人辩护。1954年10月，在卡特悲剧发生前6个月，《生活》杂志"特写"专栏将梅尔文·贝利称为"侵权之王"。贝利的影响力部分来自于他对受到媒体关注的永不满足的追求，他不断地寻找著名的客户。当米奇·科恩（Mickey Cohen）被指控谋杀拉斯维加斯赌场老板巴格西·西格尔（Bugsy Siegel）时，贝利是他的代理律师；他辩护的案件还包括伦尼·布鲁斯（Lenny Bruce）被指控在夜总会行为粗俗案，埃维尔·克尼维尔（Evel Knievel）获准骑摩托车飞跃大峡谷案，玛莎·米切尔（Martha Mitchell）与她的丈夫［水门事件的同谋约翰·米切尔（John Mitchell）］离婚案，杰克·鲁比（Jack Ruby）被指控谋杀约翰·弗·肯尼迪（John F. Kennedy）的李·哈维·奥斯瓦尔德（Lee Harvey Oswald）案。

贝利对公众关注的追求没有止步在法庭上。他在电影《露宿街头》和《给我庇护》中本色出演，出现在《猎人》《星际迷航》和《谋杀，她写道》片段中，写过《贝利档案》和《梅尔文·贝利：审判中的生活》（他在书中描述了他的5次婚姻、在伯克利街上裸奔的经历及他需要通过在机场故意寻呼自己来通知巴黎人他的存在）。他死后，《旧金山纪事报》的一篇社论写道："梅尔文·贝利促使建立原告律师原则：贪婪、不受逻辑影响、自我膨胀、完全蔑视社会利益。"尽管受到许多批判，梅尔文·贝利还是接手了许多棘手的案件，赢得大笔索赔，并制订了新的法律。贝利的律师合伙人理查德·格里（Richard Gerry）回忆说："他是一个非常复杂的人。与他在一起非常有趣。他总是站在法律的最前沿，并且永不放弃。"

1956 年，约瑟芬（Josephine）和罗伯特·戈茨丹克（Robert Gottsdanker）聘请梅尔文·贝利为他们的女儿安妮辩护，安妮因接种卡特疫苗而永久严重瘫痪［戈茨丹克夫妇起诉卡特实验室案还包括另一个孩子詹姆斯·兰迪·菲普斯（James Randy Phipps），他的左臂和肩膀都瘫痪了］。贝利开始有些犹豫："我怎么能起诉卡特实验室？表面上看，卡特的科学家们是英雄。卡特当时正在生产一种创新性的疫苗，可以使整个国家婴儿免于瘫痪致命疾病的影响，也正是这种疾病致使富兰克林·德拉诺·罗斯福总统残疾。起诉卡特就好似起诉护士行业创始人弗洛伦斯·南丁格尔（Florence Nightingale）。"

193

卡特实验室被提起了 60 起民事诉讼。虽然礼来、帕克·戴维斯和惠氏也被起诉，但他们都庭外和解了。只有卡特选择把案子交给陪审团。戈茨丹克控诉卡特实验室案是第一个开庭审理的案件，该判决决定了其他针对卡特案件的结果。戈茨丹克的判决也打开了一扇门，在未来的 50 年里，影响了所有的制药公司。

卡特实验室因两项指控被起诉：一是在生产和测试

疫苗时的失职，二是违反了产品承诺，即关于其生产的疫苗是一种灭活的脊髓灰质炎疫苗的承诺。贝利在对陪审团的开庭陈述中说："首先，我们认为卡特失职，并不是说卡特是故意的。我们不认为卡特有任何犯罪行为。我们将向你们证明，他们知道安全试验正在失败，而且在疫苗即将面世时他们就在其中发现了活病毒。"其次，贝利说，疫苗虽然不能百分之百保证儿童免受脊髓灰质炎的困扰，但应"有百分之百的保证，孩子们不会因为疫苗接种而感染脊髓灰质炎"。贝利认为，如果一家公司在标签上印上"灭活脊髓灰质炎疫苗"，就意味着该公司保证其产品不会引起脊髓灰质炎。

1957 年 11 月 22 日（周五）上午，卡特事件发生 2 年半后，卡特实验室案在加利福尼亚州奥克兰市（Oakland, California）的阿拉米达县法院（Alameda County Courthouse）开庭。在一个没有壁画、木镶板和豪华讲台的大而朴素的房间里，贝利阐述了卡特实验室与他当事人间的联系：卡特疫苗被运往加利福尼亚州圣巴巴拉市（Santa Barbara）的城市药房，安妮·戈茨丹克的儿科医生威廉·奥利弗（William Oliver）从城市药房购买了卡特疫苗，在安妮的右侧大腿上部接种了卡特疫苗；安妮在接种 10 天后瘫痪了，1 型脊髓灰质炎病毒出现在安妮的肠道中，安妮接种的疫苗中含有 1 型脊髓灰质炎病毒。

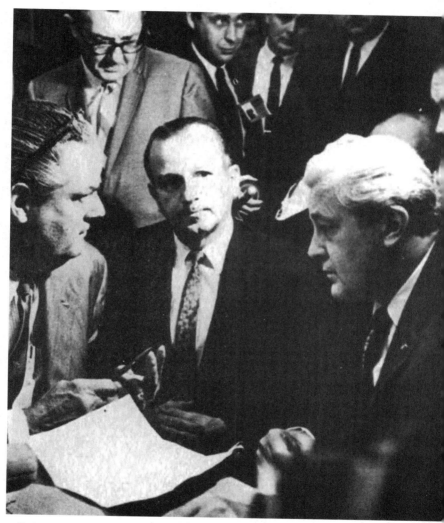

梅尔文·贝利（右）为杰克·鲁比（中）辩护。鲁比被指控杀害了射杀约翰·弗·肯尼迪的李·哈维·奥斯瓦尔德（引自 SLL/Sterling Lord Literistic，Inc.）

安妮坐在法庭上，安妮的父亲告诉陪审团在从卡莱西科（Calexico）回圣芭芭拉路上发生的事情："她在车里呕吐，说她的头非常疼。到了埃尔卡洪（El Cajon）后，我们在一家诊所停了下来，看了那里的迈尔医生（Dr. Myer）。是我把她抱进诊所的。迈尔医生建议我们尽快赶到圣芭芭拉。下午我们去看了奥利弗医生（Dr. Oliver），他告诉我他怀疑是脊髓灰质炎。她开始感到剧痛，不是颈部疼痛，而是右腿疼痛。然后她的左腿也开始疼痛，我们注意到她已无法在没有帮助的情况下坐下来。"

罗伯特·戈茨丹克从证人席上走下来后，贝利转向安妮，请她为陪审团示范行走。安妮穿着一件红色毛衣来掩饰她背部穿戴的医用支架，但她无法掩饰双腿严重瘫痪的事实。"我一定要走给他们看吗？"她问妈妈。在母亲和梅尔文·贝利温柔的催促下，安妮拄着拐杖和支架蹒跚地、勇敢地试着行走。后来，贝利和安妮的医生赫尔曼·卡巴特（Herman Kabat）进行了一次令人心寒的安妮病情介绍，揭示了卡特疫苗对安妮造成了多么严重的伤害。

贝利：你能给陪审团的女士们先生们介绍一下安妮病情的预后吗？她会怎么样？

卡巴特：她的右腿永久且完全瘫痪。

贝利：以后还会好吗？

卡巴特：不会。

贝利：这条腿和另一条腿看上去将是一样的吗？

卡巴特：我们不认为会一样，是不一样的。

贝利：可以手术治疗吗？

卡巴特：如果右腿缩短很明显，就有必要进行手术，可以在左腿上进行手术以减缓它的生长速度，从而减小两条腿之间的长度差异。

贝利：那么左腿会怎么样？

卡巴特：左腿的一些肌肉严重瘫痪，还有一些肌肉部分瘫痪。

贝利：左腿会慢慢好起来吗？

卡巴特：我不这样认为。

贝利：可以做肌腱移植吗？

卡巴特：只有左腿可以。

贝利：肌腱移植是个大手术吗？

卡巴特：是的。

贝利：那她的背部呢？

卡巴特：她的脊柱有明显的弯曲或脊柱侧凸。

贝利：随着时间的推移，曲线会变平，保持现状，还是会变得更糟？

卡巴特：会变得更糟。

贝利：对于脊柱的治疗，你有什么建议吗？

卡巴特：我觉得她需要脊椎融合术来矫正这个畸形。

贝利：你说的脊椎融合术是一种什么样的手术？

卡巴特：就是脊椎上的骨头移植。

贝利向陪审团证明卡特疫苗已经使他的当事人瘫痪，并且瘫痪是严重的、使人虚弱且终身的。但要证明卡特的失职就难多了。贝利把卡特实验室的负责人罗伯特·卡特叫到证人席上。卡特轻快地、自信地向前走着，但贝利在简短的舌战中轻松得分。

贝利：你不是故意出售带有活病毒的疫苗吧？

卡特：你怎么定义活病毒？

贝利：你怎么定义它？疫苗是你生产的。

接下来，贝利要求陪审团宣读他最强有力的盟友乔纳斯·索尔克的证词。索尔克在开庭前 1 个月向贝利的搭档卢·阿什（Lou Ashe）提供了证词，他对卡特未能理解技术背后的原理感到愤怒。对于发生在 1955 年春天的悲剧，乔纳斯·索尔克只责怪卡特。

阿什：所谓的卡特事件是整个行业的问题吗，医生？

索尔克：不是。

阿什：卡特事件是否否定了你所阐述的原则和理论？

索尔克：不，它没有。

阿什：您认为，如果按照 1955 年 4 月 12 日政府提出的要求，连同您创立的灭活疫苗原则、理论和方法，是否足以生产出安全的疫苗？

索尔克：是的，达到上述要求是足够的。

贝利传唤沃尔特·沃德出庭作证。在观庭者的记忆中，沃德"非常独立，爱挖苦人，说话缓慢，很聪明的样子"；他觉得自己的事业被毁了，"他很痛苦，尤其痛恨索尔克，因为他相信卡特是真诚地遵循了指示，但疫苗仍然含有活病毒。他不觉得有任何个人责任"。贝利告诉沃德，卡特生产的 27 个批次疫苗中有 9 批含有活病毒，尽管这些被污染的疫苗后来被重新灭活或销毁，但卡特的灭活过程明显出了问题。

贝利：你在疫苗中发现了活病毒，是吗？

沃德：我们从未销售过任何发现活病毒的疫苗。

贝利：你生产的疫苗中有 1/3 被检测出带有活病毒，这样说不公平吗？

199

沃德：这样说大致正确。

贝利：你们有没有告诉政府，在售卖脊髓灰质炎疫苗之前，你们要扔掉多少批次带有活病毒的疫苗？

沃德：我们没有被要求提供这个信息，我们也没有提供。

贝利：难道你不认为让政府知道你们的生产环节出了问题，或者你们生产疫苗的方式出了问题是很重要的吗？

沃德：我们都存在同样的问题。

贝利：这些反复无常的安全测试结果证明了你们的测试不准确或你们的生产方式错误，不是吗？

沃德：嗯，我不能回答你的问题。这是件奇怪的事情或一些科学上无法解释的事情。

贝利：但是你知道在一些安全测试中，1/3 的疫苗存在活病毒，用你自己的话来说就是发生了奇怪的事情，要么是这些测试不完善，要么是你们的生产没有遵循索尔克方法？

沃德：我回答不了这个问题。

贝利：即使在还没有找到答案的时候，你们便把疫苗卖给公众。

沃德：没错。

因为贝利不理解卡特错误背后的科学道理，所以他难以证明卡特的失职。他看到了病毒灭活曲线，曲线可以表明，比起其他任何公司，卡特完全忽视了索尔克的直线灭活理念。但因为贝利不是科学家，科学逃过了他的眼睛，所以他转而指责整个疫苗产业掩盖真相。"没有人想到卡特实验室会直言不讳地承认出了问题。"贝利回忆说，"我没有发现全部的真相。卡特实验室和整个该死的制药业掩盖了事实。"

尽管沃德在证人席上显得很不自在，闪烁其词，但他说了一些让贝利吃惊的话："我们都有类似的问题。"沃德向陪审团陈述卡特公司是陷入困境的几家公司之一。贝利不相信这一点。贝利说："这不是'索尔克事故''夏普和多梅事故''礼来事故''惠氏事故'或'皮特曼·摩尔事故'。制药业内外都称之为'卡特事件'，因为正是卡特的疫苗造成了这场大屠杀。"

贝利传唤罗伯特·马戈芬（Robert Magoffin）出庭，反驳沃尔特·沃德的证词。加利福尼亚急性传染病局（Bureau of Acute Communicable Diseases）医学主任马戈芬解释说，卡特的疫苗会导致瘫痪，而其他公司生产的疫苗不会。

贝利：你比较过礼来、惠氏、帕克·戴维斯和其他公司的疫苗吗？

马戈芬：是的。

贝利：你能把结论告诉陪审团的女士们和先生们吗？

马戈芬：总的来说，我们发现在加利福尼亚接种了卡特疫苗的个体中，接种后的前30天内脊髓灰质炎的发病率明显高于接种其他疫苗的个体。

贝利：包括礼来、帕克·戴维斯、惠氏和皮特曼·摩尔的疫苗吗？

马戈芬：是的，礼来疫苗、帕克·戴维斯疫苗和少许皮特曼·摩尔疫苗就是除卡特疫苗外加利福尼亚接种的其他疫苗。

贝利几乎得到了他想要的。马戈芬说，礼来公司、帕克·戴维斯公司和皮特曼·摩尔公司生产的疫苗没有引起疾病瘫痪；他没有提到惠氏，因为惠氏没有在加利福尼亚发售疫苗。卡特的辩护团队注意到了这个遗漏。贝利叫沃尔特·沃德回到证人席。

贝利：你知道政府发布了一份白皮书，上面说礼来公司在200多万剂的索尔克疫苗生产过程中完全没有出现活病毒吗？

沃德：我知道这本白皮书，我也知道这份白皮书显示其他制造商也出现了病毒灭活的问题。

　　贝利提到的"白皮书"指出，接种礼来、帕克·戴维斯和皮特曼·摩尔生产的疫苗后瘫痪发生率与自然感染脊髓灰质炎的发生率没有统计学差异。但沃德看过这份报告，他知道报告还指出，所有 5 家制造商在灭活脊髓灰质炎病毒方面都存在困难。卡特的律师抓住了这个机会。辩护团队由华莱士·塞奇威克（Wallace Sedgwick）领导，他是一个"英俊、迷人、自信"的人，在风格和性格上与贝利完全相反。塞奇威克传唤伊利诺伊州卫生部（Illinois Health Department）实验室主任霍华德·肖内西出庭作证。作为一名脊髓灰质炎专家，肖内西在卡特悲剧发生后就职于联邦政府的一个咨询委员会，他在委员会的会议上看到了包括惠氏在内的所有公司的病毒灭活数据。他是法庭上少数几个知道惠氏召回大量疫苗的人之一。

　　塞奇威克：惠氏的疫苗有被召回吗？

　　肖内西：是的。我对此很熟悉。

　　塞奇威克：你能告诉我们撤销的原因吗？

　　肖内西：因为发现 11 例脊髓灰质炎与疫苗的接种有关。

　　对于惠氏可能已经生产了使儿童瘫痪的疫苗的说法，

贝利感到惊讶，并开始质证肖内西。贝利即将触犯交叉质证的根本性错误：他问了一个他自己不知道答案的问题。

　　贝利：其他生产商的疫苗中没有活病毒？这就是你的证词吗？

　　肖内西：到那时为止，在其他制造商或卡特公司出售的疫苗中还没有发现活病毒。

　　贝利：包括卡特吗？

　　肖内西：包括卡特，到 5 月 5 日和 6 日为止。

　　贝利：为什么卡特召回了？

　　肖内西：完全基于当时的流行病学证据。

　　贝利：但是没有任何其他制造商的疫苗因为任何流行病学证据而被召回。

　　肖内西：不是的，有一个批次被召回。

　　贝利：的确如此？

　　肖内西：是的。

　　贝利犹豫了，不知道该怎么往下问。他不知道惠氏的疫苗已经被召回。"我听见他说'是的'了。"法官说，并敦促贝利继续。肖内西重复了他的回答。

　　肖内西：惠氏公司的一个批次疫苗被召回。

贝利：那后来澄清了吗？

肖内西：我没有该召回疫苗被澄清的证据。

在结案陈词中，贝利尽了最大的努力，尽量减少关于惠氏公司生产了致使儿童麻痹的疫苗及所有 5 家公司都存在灭活脊髓灰质炎病毒问题的证词。他知道如果病毒灭活困难被认为是整个行业的问题，陪审团就很难认定是卡特失职。贝利对陪审团说："我们在这个问题上想了很久。我们认为索尔克医生没有责任。同样，我们认为国家基金会没有任何责任，政府也没有任何责任……其他人都是无可指责的，一旦你开始查看案件记录，女士们先生们，我想你会明白为什么这次事故，没有发生在整个行业，而只在卡特发生了。"

贝利的结论是，如果医学是一个进化的过程，安妮·戈茨丹克不应该为这个过程买单。"法律规定，在这种情况下，患者不能承担疫苗致瘫的风险。也许只有少数人瘫痪了，也许科学进步了，也许科学的进步必须有一些年幼的、年老的患者死亡或致残为代价，但是我坚定地认为，我想你们也同样认为，这个脊髓灰质炎疫苗的生产过程能够，而且应该是完美的。"

卡特的辩护团队想证明卡特遵守了政府的规定；索

尔克的病毒直线灭活理论很难在商业规模上复制；而且，脊髓灰质炎疫苗的生产程序还不够完善，无法让任何一家公司生产出可以自信地宣布不含活病毒的疫苗（它还想告诉陪审团，卡特已经给450名员工的孩子注射了自家生产的脊髓灰质炎疫苗，但贝利成功地在审前听证会上排除了这一证词）。

华莱士·塞奇威克当年49岁，头发稀疏，面色红润。塞奇威克是墨西哥城人，在加利福尼亚洛杉矶西南大学（Southwestern University）获得法律学位，作为公认的保险法专家，他经常为专业机构讲课。他受雇于卡特的保险公司。塞奇威克是一位出色的辩护律师。塞奇威克的律师合伙人詹姆斯·高尔特（James Gault）回忆道：

当我刚到公司的时候，我完全被工作占据了，不能微笑、不能大笑，我只是在做苦力。我们有一个维修工，以及一个勤杂工。勤杂工会在晚上六七点过来，清理废纸篓，掸掉桌子上的灰尘，清理烟灰缸。这个勤杂工是个闷闷不乐的人，从来不笑。我的办公室离塞奇威克的办公室很近，勤杂工会先到我的办公室，因为我有很多工作要做，所以我希望他的工作速战速决。我注意到当他走进塞奇威克的办公室，关上门，并在里面待很长时间，我不知道发生了什么。后来我发现，每次他进去，塞奇威克都会和他聊天，了解他的生活中发生了什么事情和一些事情的进展。当勤杂工走出塞奇威克的办公室时，面带微笑，昂首挺胸，哼着小曲。塞奇威克使他变得完全不一样了。他进去的时候看着很沮丧，出来的时候就焕然一新了。塞奇威克很关心身边的人。

华莱士·塞奇威克让威廉·沃克曼出庭为卡特实验室辩护。塞奇威克决心向陪审团证明，在 1955 年春天，政府的要求不足以确保生产安全的疫苗，所有公司都遇到了疫苗灭活完全性和连贯性的困难。

207

塞奇威克：现在，你能告诉我们制造商们经历了什么？他们是否因为安全测试显示存在活病毒，出现我们所说的失败批次的疫苗？确实是这样吗？

沃克曼：是的。

塞奇威克：你能概括地描述一下，一般制造商中，这种事情发生的频率或不规律特征吗？

沃克曼：所有疫苗制造商生产的 809 个批次疫苗中，有 11% 存在活病毒。

塞奇威克：在您看来，1955 年 4 月 12 日生效的政府要求是否足以保证根据这些要求生产的疫苗始终安全或没有活病毒？

沃克曼：我认为大概不能保证。然而，1955 年 4 月
12 日的政府要求确实代表了当时最好的知识和经验。

塞奇威克：在你看来，沃克曼医生，你获得的证据
和信息是否表明卡特实验室确实遵循了政府规定的方法
和程序？

沃克曼：我没有得到任何证据表明卡特实验室没有
遵守政府的法规或要求。

接下来，塞奇威克传唤温德尔·斯坦利出庭作证。
塞奇威克请斯坦利介绍一下他作为化学家和病毒学家的
资历，然后问他是否曾获得过诺贝尔奖。斯坦利意外地
停顿了一下，回答说："是的。"斯坦利把卡特的悲剧归
咎于乔纳斯·索尔克和他的直线失活理论。他认为要求
公司依据索尔克的方法完全灭活脊髓灰质炎病毒是不可
能的。

塞奇威克：甲醛对脊髓灰质炎病毒的反应是复杂反
应还是直线反应？

斯坦利：从理论的角度来看，不认为甲醛和脊髓灰
质炎病毒之间的相互作用是一个直线反应。

塞奇威克：您对 1955 年 4 月 12 日的政府要求是否
充分有什么看法？

斯坦利：根据后来了解到的情况，那些要求是非常不充分的。

贝利记得当时温德尔·斯坦利出现引起了轰动。"卡特没有告诉我们他们辩方的证人是谁。那时，辩方不必在开庭前透露这些信息。但我们提交案子后，我注意到走廊里有很多闪光灯，我知道沃利·塞奇威克在向媒体介绍他的一个重要证人。他是温德尔·斯坦利博士，诺贝尔奖获得者。塞奇威克花半天时间介绍斯坦利的学术造诣、荣誉，以及他的协会，斯坦利又花半天时间，用斯坦利的病毒故事欺骗了陪审团。他说，病毒就像预测未来的'水晶球'。他对陪审团说：'你们不知道这些水晶球是活的还是死的，它们可以繁殖，它们有个性。'陪审团都被辩方的辩词迷惑了。"

在开庭的准备期间，塞奇威克意识到联邦政府对脊髓灰质炎疫苗的生产要求是不够的，他问罗伯特·卡特是否考虑要起诉政府以推卸责任。将政府送上法庭的建议是由塞奇威克的辩护律师伙伴斯科特·康利（Scott Conley）提出的。康利回忆说："当时，我觉得应该对联邦政府和奥维塔·卡尔普·霍比提起诉讼，我也向律师事务所提出了这个建议。我觉得那会形成强烈的对比，可以让陪审团把其他人看作责任方。也有一些人想起诉索尔克医生，但索尔克医生是如此受人尊崇，他当时是一个英雄式的人物，我认为这会适得其反。我希望我们能成功。"因为卡特实验室像所有制药公司一样，都依赖联邦政府授权其产品。因此经过深思熟虑，罗伯特·卡特拒绝了这一策略。

接下来，塞奇威克传唤卡尔·哈贝尔出庭作证。在卡特实验室悲剧发生后的第一时间，哈贝尔被威廉·沃克曼派到伯克利去开展调查。

塞奇威克：能告诉我们你在报告中得出什么结论吗？

哈贝尔：我的结论是，我们没有发现疏忽或故意逃避政府要求的证据。我当时的结论是，灭活程序和脊髓灰质炎疫苗生产还没有到可以称之为标准程序的阶段。很明显，当时进行的安全测试，即使正确和充分地执行，也不能完全消除最终产品中含有少量活病毒的可能性。这种解释不仅适用于卡特，也适用于程序本身。

贝利很惊讶地听到所有的制造商在灭活脊髓灰质炎病毒方面都遇到了困难，而惠氏公司有一个批次疫苗已经在市场召回。在加利福尼亚病毒实验室主任埃德温·伦奈特（Edwin Lennette）的证词中，贝利将再次感到惊讶。伦奈特将证明卡特事件不是一起孤立的事件。

伦奈特：我们今天讨论的事不是没有先例。类似的事故同样发生在委内瑞拉马脑炎疫苗上。这种病毒的疫苗通过所有实验室测试确认被灭活，但在给人接种时仍然导致了感染。

贝利：这是……

伦奈特：委内瑞拉马脑炎疫苗。

贝利很快转变了话题，但是对案件的损害已经造成了。委内瑞拉马脑炎是一种病毒，在 20 世纪 30 年代于南美洲哥伦比亚首次发现可以感染马。很快，这种病毒感染了包括人类在内的其他物种，并在许多国家引发了疾病。通过蚊子叮咬的方式将病毒注入人体，经血传播，病毒导致大脑肿胀（脑炎）及大脑和脊髓内膜炎症（脑膜炎）。虽然通常情况下这种疾病症状是轻微的，但偶尔也会导致严重的永久性的脑损伤，有时甚至致命。军方对预防委内瑞拉马脑炎的疫苗很感兴趣，因为军事人员和实验室研究人员有时会感染此病。1954 年，军方用甲醛灭活委内瑞拉马脑炎病毒制作出一种疫苗，这一过程几乎与乔纳斯·索尔克灭活脊髓灰质炎病毒的方法基本上相同。327 人接种了疫苗。

1954 年 2 月 2 日，也就是卡特悲剧发生的前 1 年，一位来自马里兰州（Maryland）的 40 岁消防员因发热、寒战和严重头痛被送进医院。由于担心感染脑膜炎，医生进行了脊椎穿刺。正常情况下，人的脊髓液中没有白细胞（身体中对抗感染的细胞），但这名消防员脊髓液中有 5750 个白细胞。在接下来的几个月里，又有 13 个人住进了医院。所有患者均出现发热、头痛、脑膜炎和脑炎，并且近期都接种了"灭活"委内瑞拉马脑炎疫苗，所有人的血液中都发现有存活的、可能致命的委内瑞拉马脑炎病毒。与卡特的脊髓灰质炎疫苗一样，科学家们制作委内瑞拉马脑炎疫苗的方法是在动物细胞中培养病毒，在灭活前过滤病毒 – 细胞混合物，用甲醛彻底灭活病毒，并在动物身上测试疫苗以确保疫苗不含活病毒。和卡特的脊髓灰质炎疫苗一样，委内瑞拉马脑炎疫苗无意中导致了本应预防的疾病。陪审团认识到，医学似乎是一个不可避免反复试验的过程。当塞奇威克盘问伦奈特时，他又回到了委内瑞拉马脑炎疫苗的问题上。

　　塞奇威克：如果有人问你关于委内瑞拉马脑炎疫苗的问题，你能告诉我们你将如何解答的吗？

　　伦奈特：这是案例之一。我认为病毒可能是被灭活的，但仍然会给人类造成麻烦。当疫苗用于人体免疫时，在大约 300 人中出现 14 例委内瑞拉马脑炎临床病例。大约 200 只豚鼠和 6000 只老鼠接种了疫苗，没有出现病毒感染；所有通过的安全测试都没有偏差地表明疫苗是安全的，病毒是灭活的或死亡的，但在最后的宿主中，它复活了。灭活疫苗里的病毒对人来说是否没有活性，其最终评判标准是将它接种给人体，看它导致什么。

委内瑞拉马脑炎疫苗的使用经历与脊髓灰质炎疫苗完全类似：在对人体接种后，发现了灭活方法不可靠和安全试验不充分的证据。

1958 年 1 月 14 日，开庭 52 天后，华莱士·塞奇威克做了结案陈词。冗长而艰辛的审判过程给塞奇威克的健康带来很多负面影响。因为喉炎，塞奇威克的嗓子哑了，他病得站不起来，只能坐在陪审团面前的椅子上陈述。

"首先，我们受到指控……说我们因为在疫苗的生产过程中失职给原告造成了伤害。我们还被指控违反了产品承诺。首先，简单地说，失职就是做了不应该做的事，或者没有做应该做的事。"塞奇威克认为卡特并没有失职，因为在 1955 年春天，生产方案和安全测试还不够先进，不足以保证没有活病毒存在，只有从卡特悲剧中获得知识后才能做出这样的保证。"你不会因为第一架飞机的性能不如今天的飞机而批评莱特兄弟，你也无法将福

213

特早期的 T 型车与今天的高性能汽车进行比较。但是你不能批评那些在早期使用这些设备的人……疫苗不也是这样吗？有一些进展，也有一些改善。我们是人类。当我们刚开始一项工作时，我们并不知道所有的事情。"塞奇威克接着说，"第二项指控是我们违反了承诺。现在，女士们先生们，你们不会听到法官大人说'绝对责任'，我很确定，因为那不是法律，也不适用于这里……我们保证什么？如果你买了一台割草机，它应该是用来修剪草坪的。这就是隐含担保。但你不能保证你还不知道的东西。你不能保证尚未取得的科学进步。"

在陪审团进入陪审团室审议之前，他们听取了法官托马斯·杰·莱德维奇（Thomas J. Ledwich）的提议。莱德维奇是一个满头白发的小个子男人，原告和辩护律师认为他是固执、任性、平庸的。莱德维奇没有给陪审团具体的审议指南。相反，他整理了塞奇威克提出的 49 条提议和贝利提出的 62 条提议。他决定哪些提议要接受，哪些要拒绝。他的选择决定了判决结果。

塞奇威克不想让卡特为一个不完善的程序背黑锅。他请求法官说："在确认疫苗与其预期目的是否相符时，必须记住，问题是该疫苗在接种时是否被认为适合，而不是按照今天的标准看疫苗是否适合。"此外，在他自己的结案陈词中，华莱士·塞奇威克说："法官大人不会说

'绝对责任'。"塞奇威克请求法官支持他的说法："隐含担保是指一件物品适合其预期目的，并不意味着卖方保证该物品绝对安全。"莱德维奇拒绝了塞奇威克的请求。

　　贝利的情况要好得多。他请求并得到了 2 项支持他的关键提议。贝利请求法官削弱卡特的论点，即只要遵守政府规定要求就足够了。法官莱德维奇同意了，并对陪审团说："卡特公司声称，该公司符合美国卫生、教育和福利部生产脊髓灰质炎疫苗的最低要求。在这点上，我认为遵守这些要求并不能免除被告的责任。"贝利也请求并获得 1 项指令，即借陪审团的手打开了产品责任法改革的大门：他请求法官让卡特对不能确保疫苗绝对安全的生产程序负责。

　　1958 年 1 月 16 日（周四）上午 10 时，托马斯·莱德维奇对陪审团说："在所有法律问题上，无论你是否同意，你都有责任遵循法庭的提议并接受法庭给出的对法律的解释。"用了 1 小时 45 分钟，莱德维奇定义了诸如"失职""隐含担保""明示担保""适销性"和"目的性"等术语。他最后对陪审团说的话决定了卡特的命运："如果你发现被告卡特实验室的疫苗确实含有传染性的活脊髓灰质炎病毒，并且疫苗接种造成原告感染脊髓灰质炎，那么被告卡特实验室就违反了隐含担保。"莱德维奇说，如果卡特的疫苗致使安妮·戈茨丹克瘫痪，那么陪审团别无选择，只能判卡特有罪。

　　1958 年 1 月 16 日上午 11 时 44 分。在法警的陪同下，12 名陪审员走进陪审团室，开始了他们的讨论。当天晚些时候，陪审团要求审查几项证据。他们希望看到描述所有 5 家制药公司在灭活脊髓灰质炎病毒方面遇到困难的技术报告。他们希望看到卡特悲剧发生时政府对脊髓灰质炎疫苗生产的要求。他们希望看到世界卫生组织关于 1957 年日内瓦会议的报告，该报告显示，在卡特悲剧发生 2 年后，生产商选择的过滤器类型对生产安全疫苗至关重要。很明显，陪审团难以接受贝利关于卡特失职的论点。但他们也要求提供一条信息，想看看法律书籍中是如何定义"隐含担保"的，因为他们对法官的定义不完全满意。陪审团的这个要求激怒了莱德维奇。

　　法官：现在，你们请求是否可以把有关"隐含担保"民法典拿到陪审室；如果不能，你们就要求由我复述一下这条法律。将法律书籍或法律摘录送到陪审团室不合常理，特别是法律书籍。因此，我将给你们复述隐含担保的定义："如果买方明示或默示地向卖方表明需要货物的详细用途，并且买方信任卖方的能力或判断……这就是隐含担保，即货物与其用途需十分符合。"

经过 12 小时 40 分钟的审议，1958 年 1 月 17 日（周五），陪审团在首席陪审员詹姆斯·沃特斯（James Watters）的带领下，带着判决书回到法庭。法警将判决书结果交给法官时，罗伯特·卡特的弟弟弗雷德·卡特正坐在法庭上。他回忆起随之而来的混乱局面：在休庭过程中，法官自己一遍又一遍念着判决，显然他感到很困惑。最后，经过几分钟的深思熟虑，他邀请双方律师到他的办公室来。时间过了很久，仍然没有关于判决的任何消息。莱德维奇默读了陪审团的判决书："陪审团裁定安妮·伊丽莎白·戈茨丹克胜诉，驳回卡特实验室，预计赔偿总额 12.5 万美元。"在"裁决"一词旁边用铅笔写着"见附件说明"。陪审团觉得，如果不能认定一家公司有失职行为，他们就很难说该公司负有责任；因此，陪审团觉得有必要跟法官解释一下。

法官大人：

判决书的附件是为方便理解而准备的，我们认为我们有权利和义务对其进行简要的扩展。我们认为，法庭应该完整了解我们作出判决的情况。

陪审团首先考虑了失职问题，并根据大量证据得出结论。在卡特事件发生时，被告卡特实验室在生产和销售脊髓灰质炎疫苗方面没有直接或推论上的失职。

然而，关于产品担保法，我们认为我们别无选择，只能得出结论。卡特实验室在市场上销售了的大量可以导致原告患脊髓灰质炎的疫苗，这违反了担保法。单就这一点，我们认为原告胜诉。

签名，詹姆斯·沃特斯（首席陪审员）

莱德维奇已经当了22年的法官。他曾处理过"负有责任"和"不负有责任"的裁定，但他从未见过"负有责任，并做出解释"的裁定。当他看到判决书的附件时，他犹豫了一下后才让法警大声宣读。

法官：请陪审团再坐1分钟。好吧，我会让书记员宣读陪审团的判决，然后陪审团会继续坐几分钟。在做出判决之前，我想先和律师商量一下。

在莱德维奇向律师宣读判决之前，他把贝利、塞奇威克、法庭记者［莉莲·科恩（Lillian Cohn）］和副书记员［弗兰克·维特（Frank Veit）］带到他的办公室。

法官：每个案件的判决都会以"陪审团裁决"形式提交，无须对判决作进一步说明；然而现在，在这些判决文字的旁边用铅笔写着"见附件说明"，然后解释他们是如何作出判决的。我的意见是，他们唯一的判决应该是他们签署的判决，不应该带有参考附件的，但我不知道。我从来没遇到过这种情况。

塞奇威克：我认为如果他们提到了什么事情，我们应该有一个记录。它是判决的一部分。

法官：可能是这样。我不确定。你遇到过这种事吗，贝利先生？

贝利：我想一想。

法官：你碰到过吗，弗兰克？以前弗兰克和格雷法官（Judge Gray）一起当了我 7 年的书记员。你有遇到过判决附件吗，弗兰克？

维特：时间太久了。我不记得所有细节了，但你想知道当时都做了什么吗？

法官：是的。

维特：法官……会允许判决成立，但只有首席陪审员签字的内容才算数。它和这个有附件的不完全一样。

塞奇威克：为何不把附件内容也读出来？这样我们就知道我们在说什么了。

贝利：我认为需要这样。

塞奇威克：我的建议是，贝利先生或我不可能与法院进行讨论，除非我们清楚地知道问题出在哪里。我们能不能非正式地把附件上和判决上的内容读出来，然后我们就能知道什么是必要的了。

贝利：我同意把附件内容读出来。但是，我认为判决结果就是签署的判决。

这群人走回法庭，莱德维奇把判决书交给了法警。读完后，他说："书记员先生，你要向陪审团宣读判决，并确定这些判决是否真实和正确。"关于失职的指控，投票结果是卡特以 10∶2 胜诉。关于隐含担保的指控，卡特以 11∶1 败诉（在戈茨丹克控诉卡特实验室案这样的民事案件中，陪审团无须达成一致意见才可作出决定，只需获得多数票即可）。

莱德维奇后来决定，裁决附件不具有单独的法律地位。他的决定是基于一套民事诉讼程序，其中写道："陪审团在判决书中提供法律原理依据不属于一般性判决中它作出有利于或不利于被告的判决的职责。"但辩护团队对陪审团的清醒和深思熟虑印象深刻，詹姆斯·高尔特（James Gault）说："他们对案子非常清楚，附件清楚地表明了他们的立场。写得很漂亮。"

法庭宣布双方都获得胜利。

贝利公开宣称这一决定"无疑是处理现代侵权法中最引人注目的进步，是行业保护消费者最有力的新武器。我已经开始着手证明卡特违反了'担保'条款。法院超越了我的论点，坚持卡特负有'绝对责任'或'无过错责任'"。私下里，贝利对审判结果感到失望。审判 3 天后，他给乔纳斯·索尔克写了一封信，信中包括一本有他亲笔签名的书。贝利说："我对卡特的判决感到失望，无论是赔偿金额，还是责任的确定和依据。陪审团认为不仅卡特没有失职，他们还暗示卡特的'科学家团队'说的是实话。当我跟这些'科学家'打过交道后，我开始同情你所经历的一些事情。很抱歉在取证时我们没有让陪审团得到更有力的证据。他们不仅是罪有应得，而且是自找的。然而，如果我们没有你的证词，我相信他们会逃脱法庭判决，不仅诽谤你和你的灭活程序，而且证明孩子们根本没有因疫苗而罹患脊髓灰质炎并声称这只是我们的想象！"索尔克回答说："我很认真地阅读了判决书，并意识到陪审团的异想天开和寻求真理与正义的区别。真理和正义应该是相同的，但不总是相同的。"

判决几周后，罗伯特·卡特给卡特的股东和客户写了一封信："第一个脊髓灰质炎疫苗诉讼刚刚完成，陪审团非常出色。他们用 6 周多的时间听取技术证据。他们拒绝混淆视听。他们认为法律解释是十分严格的，它要求陪审团基于隐含担保判决原告胜诉，因此他们坚持将以下声明作为判决书的一部分：'卡特实验室没有直接或推论上的失职。'你们在整个磨难中给予了医疗和相关专业支持，我无法用言语表达对此的感激。即使在无人知晓的最黑暗的日子里，你们也从未失去信心。也许你们永远不必为我们找借口。"

几名陪审员表示，他们认为判决"极其严厉"。安妮塔·施泰纳（Anita Steiner）说："我们觉得有义务遵守法律，不管我们是否同意"；珍妮·坦南特（Jennie Tennant）抱怨说判决是被法官"控制"的；富国银行（Wells Fargo Bank）的信贷分析师、陪审团主席詹姆斯·沃特斯说："让我们记录判决的表格如此简单，这让我们感到震惊。"这一批评激怒了莱德维奇："归根结底，孩子们是接种了疫苗才患上脊髓灰质炎的吗？或者不是？你可以称之为直接裁决。"

在梅尔文·贝利的提议和托马斯·杰·莱德威奇法官的强势要求下，由加利福尼亚州奥克兰市（Oakland, California）12名男女组成的陪审团，不情愿地开启了"潘多拉之盒"，即释放出未来相关事件所带来的贪婪、虚伪、诽谤、嫉妒、痛苦等。

Cigars, Parasites, and Human Toes
第8章　雪茄、寄生虫和人的脚趾

　　20 世纪 60 年代法律系统定义的"严格的责任"，
更准确的定义应该是"要求更多的责任"。这场法律
改革所能保证和带来的，仅仅是更多的律师和更多
的诉讼而已。

——彼得·胡伯（Peter Huber）

　　陪审团发现卡特制药公司在生产脊髓灰质炎疫苗方面并没有过错，但卡特仍然对其产品造成的伤害负有经济责任。"无过错责任"（liability without negligence）就此诞生。戈茨丹克案的判决意味着，如果制药公司根据行业标准，使用现有最好的科学方法生产产品，并在产品销售几个月或几年后发现产品造成了伤害，即使这种伤害是无法预测的，他们也要对伤害负责。梅尔文·贝利明白戈茨丹克案判决是一场改革。他说："这将改变法律版图，我们将印刷数以千计的新法律，并将它们运往

世界各地的法律图书馆、法律事务所和法院。"

即使制药公司在产品设计和生产过程中没有过错，法院仍然判决制药公司要对其产品负责，这是在美国作出的一系列重要判决中的最后一项。针对产品的管制始于 13 世纪约翰王（King John）统治时期的英国。在中世纪的英国，如果小贩出售变质的肉、变味的面包或劣质的啤酒，他们会受到公众的批判，包括下列人士。

在诺威奇（Norwich）市场上，斯普斯通人买了明知生病的猪，然后把猪肉做成香肠卖给别人。

约翰·盖加德（John Geggard）在厄尔勒姆（Earlham）买了一头死牛，然后在诺威奇卖了死牛来换取好肉。

约翰·珍妮（John Janne）从艾伦·德·卡顿（Alan de Catton）那里买了 8 只溺死的羊，然后把它们当成好肉卖了。

对市场的监管确保了公平的措施和最低的质量标准。但与戈茨丹克案不同的是，在 13 世纪的英格兰，因产品受到伤害的人并没有因此而获得赔偿，只有卖家被罚款或当众羞辱。对买家的伤害赔偿是到后来才实行的。

1929 年，乔治·霍金斯（George Hawkins）是一个 18 岁男孩，不慎被一根电线烧伤了右手掌。为了消除大量的瘢痕，他与当地医生爱德华·麦吉（Edward McGee）签订了合同。麦吉计划从霍金斯胸部取下皮肤来移植替换瘢痕，霍金斯希望得到"百分百完美的手"。然而手术失败了。霍金斯没有获得一只没有瘢痕的正常手，而是一只整齐地长出一簇簇胸毛的手。霍金斯起诉了麦吉并胜诉。

霍金斯对麦吉的诉讼具有三项法律原则：两人之间有直接的交易（合同）；医生声明可以去除瘢痕（明示担保）；先前承诺一只没有瘢痕的具备正常功能的手，结果却是一只功能不全、上面长着胸毛的手（过失）。从 19 世纪早期到 20 世纪 50 年代，这些原告成功获得伤害赔偿的必要原则，合同、明示担保和过失都逐渐不再需要了。

第一个不需要的原则是明示担保。1829 年在英国，有一个叫琼斯（Jones）的人想要购买保护船底的铜护套。琼斯的朋友把他介绍给布莱特（Bright）先生，布莱特先生说："让你的朋友放心吧，我们会给他提供最好的东西。"琼斯从布莱特那里花 300 英镑购买了 1000 片铜片，包钉在他的伊莎贝拉号（Isabella）船上，然后驾着这条船从英格兰出发去塞拉利昂（Sierra Leone）旅行。然而铜护套的寿命并不是 4～5 年，而是在 4 个月内就被严重腐蚀，一点保护作用都没有了。琼斯起诉布莱特赔偿他的损失。尽管他俩之间有着直接的交易（合同），但合同从未明确说明铜能使用数年（明示担保）。法官裁定，虽然没有说明铜的使用寿命，但这种担保是隐含的（默示担保）："当一件物品被出售为特定目的，隐含的担保是适用于该目的的。"

从罗马时代到工业革命时期，人们都是在家庭小作坊生产产品，因此几乎不需要保护买家。买家只是简单地被提醒要小心。随着工业革命的出现，很明显，买家不太可能有专业知识来理解公司或个人是如何制造这些产品的，如上述案例提到的铜，因此，法律被扩展到包含默示担保。不过，买方只有在与卖方有直接交易（合同）的情况下才能起诉。

下一个不需要的原则是合同。1936 年 7 月 21 日，阿尔维娜·克莱因（Alvina Klein）派她的丈夫赫伯特（Herbert）到快乐达兹自助餐（Happy Daze Buffet）去买火腿奶酪三明治。赫伯特买了三明治，走回汽车递给妻子。阿尔维娜吃了一口，发现三明治有一种奇怪的味道，她立即看了一下三明治，发现里面爬满了虫子。她马上呕吐了，在接下来的 6 个月里，阿尔维娜因精神紧张和厌食住进了疗养院。她起诉了三明治的制造商——公爵夫人（Duchess）三明治公司。虽然阿尔维娜没有与公爵夫人签订合同，她没有直接从公司购买三明治，法官还是裁定"不能仅仅依靠合同来评判是否需要赔偿食物中毒的受害者"。

　　阿尔维娜·克莱因案的裁决包括两个重点。第一，不再需要买卖双方的合同来要求赔偿伤害。第二，如果卖方的过失是明显的，买方不需要证明卖方有过失。过失行为隐含在一种"事实不言自明"的证据规则中。其他几个案件也根据这一原则作出了裁决。

　　1915 年，田纳西州纳什维尔（Nashville，Tennessee）的卢·博伊德（Lou Boyd）夫人买了一瓶可口可乐，想提提神。她打开密封的瓶盖，把可乐倒进玻璃杯里喝了一口，立刻觉得很恶心。她随即检查了一下瓶子，发现瓶子里有一根大约 2 英寸（5.08 厘米）长的雪茄烟头，显然烟头已经在瓶子里待了好长一段时间了。她起诉可口可乐瓶装公司并胜诉。1918 年，密西西比州杰克逊市（Jackson，Mississippi）的布莱森·皮尔斯（Bryson Pillars）买了一袋雷诺兹（R. J. Reynolds）烟草公司生产的棕色骡子（Brown Mule）牌咀嚼烟草。不一会儿他就咀嚼了好几根，但之后他感觉越来越难受，他的牙齿像是碰上了什么坚硬的东西。他检查了袋子，发现了一根人的脚趾，上面还有肉和指甲。医生说，皮尔斯的病是因为腐烂的脚趾所产生的毒素引起的。法官做出了不利于雷诺兹烟草公司的判决："我们无法想象在咀嚼烟草的

227

正常生产流程中竟然会出现人的脚趾，这只能说明有人太粗心了。"1938 年 10 月，尤兰达·瓦卡雷扎（Yolanda Vaccarezza）从彼得（Peter）和拉斐尔·桑吉内蒂（Raphael Sanguinetti）的 G. B. 切利（G. B. Celli）公司购买了 4 根意大利香肠。吃了这些"生牛肉、猪肉、香料和盐"制成的意大利香肠几个星期后，尤兰达和她的两个儿子出现发热、肌肉疼痛、眼睛周围肿胀和动眼疼痛等症状。尤兰达的肌肉活检显示她患有旋毛虫病，这是一种因食用感染了猪肉绦虫幼虫的猪肉而引起的疾病。尤兰达一家起诉切利公司并胜诉。

　　合同不再重要这一点在田纳西州布里斯托尔（Bristol, Tennessee）的麦森吉尔（Massengill）公司案例中得到了最好的体现，这是一家生产抗生素的公司。在阿尔维娜·克莱因吃了长虫的三明治 1 年后，法庭判定麦森吉尔公司负有责任，尽管该公司与消费者没有直接的合同关系。1937 年，第一种抗生素磺胺上市。因为磺胺是在 1908 年合成的，它不受专利保护，几家制药公司，包括施贵宝（Squibb）、默克（Merck）、温斯洛普（Winthrop）、礼来和帕克·戴维斯都生产了。这些公司以胶囊或片剂的形式销售磺胺。麦森吉尔公司为了使磺胺更适合儿童服用，决定将这种药物悬浮在液体中用于口服。不巧的是，磺胺不溶于制药公司通常使用的液体，如水和酒精。麦森吉尔的首席化学家哈罗德·沃特金斯（Harold Watkins）发现磺胺可溶于工业溶剂二甘醇。

　　最终这种制剂叫"磺胺酏剂"，其中含有 72% 的二甘醇、10% 的磺胺、16% 的水，以及少量的树莓提取物、糖精、焦糖和苋菜红，苋菜红使酏剂呈现出深紫红色。麦森吉尔公司测试了磺胺酏剂的气味、味道和外观，因为并没有相关要求，公司没有测试制剂的安全性。尽管二甘醇从未做过临床试验，但已做过动物试验。10 个月前，麦森吉尔公司发现大鼠喝了 3% 的二甘醇溶液后出现肾衰竭并死亡。尽管动物试验的结果不能完全体现药物对人的影响，但磺胺酏剂中含有的二甘醇浓度比在大鼠身上测试的浓度要高出 24 倍。

　　1937 年 9 月，麦森吉尔公司在全美国发售了 240 加仑（约 908 升）的磺胺酏剂，在接下来的 4 周里，有 353 人喝了这种药。服用后不久，患者出现胃灼热、恶心、痉挛、头晕、呕吐、腹泻、呼吸困难、肾衰竭（类似大鼠的症状）和昏迷等症状。有 105 人死亡，其中 34 人是儿童。美国食品药物监督管理局的代表将麦森吉尔公司的药物开发策略描述为"把各种药物放在一起，只要它们不爆炸，就把它们出售"。事故发生后，公司总裁说："我和我的化学家们都对这个致命结果深感遗憾，但产品的研发制造过程没有任何错误。我们秉承合规和专业的精神，也从来没有预料到会发生这种意想不到的结果。我认为我们对此不用负责。"麦森吉尔公司除了表示遗憾之外，没有承担太多责任。该公司因"商标错误"支付了 2.61 万美元的罚款。哈罗德·沃特金斯通过自杀来表达他的悔恨。这场灾难过后，国会在 1938 年通过了《食品、药品和化妆品法》。该法案要求公司在销售产品前对其安全性进行测试。

最后一个不需要的原则是过失。1944 年，加利福尼亚州马德拉（Madera，California）一名女服务员格拉迪斯·埃斯科拉（Gladys Escola）把几瓶可口可乐放入冰箱时，一瓶可乐爆炸了。瓶子摔成了两段锯齿状的碎片，切断了女服务员的拇指和手掌的血管、神经及肌肉。埃斯科拉的手永久受损了。她的律师梅尔文·贝利称，尽管可口可乐瓶装公司的过失不像在食品、饮料或烟草案子中那么明显，但不能认为他们不用承担责任。贝利想让公司为其产品造成的伤害承担经济责任，即使他们在生产过程中没有过失。罗杰·特雷诺（Roger Traynor）法官也同意："我认为，制造商是否存在过失不应再作为原告获得赔偿的先决条件，当制造商上市的产品被证明存在会导致人身伤害的缺陷时，制造商应当承担绝对责任。"贝利知道埃斯科拉案判决的重要性。30 年后他说道："如果说有哪个法律判决是尊崇拉尔夫·纳德（Ralph

230

Nader）原则的，那就是这个判决了。"在食品、饮料和烟草领域，新的判决原则建立了，原告不再需要与卖方签订合同及证明卖方存在过失后才能获得赔偿。10 年之后，在戈茨丹克起诉卡特制药公司一案中才将无过错责任的判决原则扩展到制药公司。因为不再需要证明过失，法官和陪审团把注意力集中在产品上。法律的判决原则已从买方谨慎转变为卖方谨慎。

　　华莱士·塞奇威克将制药公司从"无过错责任"中拯救出来的唯一机会是向加利福尼亚地区法院上诉戈茨丹克案的判决。他的论证如下：跟在脊髓灰质炎疫苗中发现脊髓灰质炎活病毒相比，在可口可乐瓶中找到雪茄、在咀嚼烟草袋发现人的脚趾容易多了。"通过简单的检测程序就能发现食物中是否有掺杂、变质或有害物质，从而保证食物品质。相比之下，生物医药制品只能在未知中逐渐摸索。"1955 年 4 月，还不能有效地在脊髓灰质炎疫苗中发现脊髓灰质炎活病毒，直到后来才开发出能有效检测出脊髓灰质炎病毒的测试方法。塞奇威克称，判决结果使卡特成为"科学不可知事物的担保人，即未来的担保人"。为了支持自己的论点，他引用了一部民法典，"没有人应该对无人能控制的事情负责"，以及 1912 年缅因州法院的一项裁决，"无论是法律还是理性，都不要求不可能"。

231

塞奇威克称，食品的严格责任标准只包括不应有的异物，如雪茄、寄生虫和人的脚趾。他认为，这些标准不适用于原产品中的物质。"根据当时的食品生产标准，如果鸡肉派中含有鸡骨头，或者牡蛎罐头中含有小牡蛎壳，企业无须承担责任。"塞奇威克认为，脊髓灰质炎灭活疫苗中含有少量脊髓灰质炎活病毒，其原因与鸡肉派含有少量鸡骨头或牡蛎罐头中有牡蛎壳的原因相同，这是行业标准。为了支持他的论点，塞奇威克提醒法庭，1954 年在索尔克疫苗的人群试验中，国家基金会发出了微妙的警告："任何疫苗都有发生感染的可能性……但已降低到无法通过现行的实验室程序来检测的程度。"

塞奇威克称，即使安妮·戈茨丹克和卡特制药公司之间有一份合同，合同条款上也不会写"能保证疫苗的绝对安全"。他设想了一段买家和卡特之间的对话。

买方：我想买些脊髓灰质炎疫苗。你们有吗？

卡特：目前只有一种疫苗，是由索尔克博士开发并获得美国公共卫生局许可的疫苗。

买方：这种疫苗能保证预防脊髓灰质炎吗？

卡特：不能。没有任何药物或疫苗能保证 100% 有效。索尔克博士认为，它在预防脊髓灰质炎方面非常有效，这就是美国公共卫生局为其颁发许可证的原因。

买家：嗯，它是百分之百安全吗？我会不会因为接种疫苗而患上脊髓灰质炎？

卡特：索尔克博士向我们保证这种疫苗本身是安全的。此外，我们还用现代科学所知的最佳方法对它进行了测试。公共卫生局已经批准疫苗，许可我们实验室生产，并明确发布了每一批疫苗。他们许可的依据就是，如果遵循这些最低生产要求，疫苗将是安全的，我们已经认真遵循了这些指示，其他的我们不能保证。

在向地区法院的上诉中，塞奇威克称"根本就没有陪审团审判"。陪审团对判决书表示遗憾，法官让他们"别无选择"，只能判卡特负有责任。塞奇威克说："判决书中附录的声明有力地表明，如果陪审团变成了法庭的'囚徒'，那么它就失去了传统的事实调查功能，只能附和法官的意见。"

塞奇威克用了几个例子来支持其"法官绕过陪审团"的论点。到 20 世纪 50 年代末，针对卡特制药公司的三起诉讼都上了法庭。在第三个克雷恩（Crane）起诉卡特制药公司案件中，法官给出的指令与戈茨丹克案中莱德维奇法官给出的指令不同。在克雷恩案中，法官说："必须根据制造商生产和销售时的科学知识、技能和经验来判断产品。"陪审团经过 3 天的商议后，因 6∶6 的僵局而解散，未作出判决。

此外，到 20 世纪 50 年代末和 60 年代初，已经有人对烟草公司提起诉讼，要求他们对香烟造成的伤害负责。第一起诉讼是由埃德温·格林（Edwin Green）的遗产管理机构提起的，他因抽烟而死于肺癌。他的遗产管理机构起诉美国好彩（Lucky Strikes）烟草公司，要求赔偿 150 万美元。在诉讼的时候，大家都知道吸烟会导致肺癌，但在埃德温·格林去世的时候，这种联系还没有得到证实。法官问了陪审团四个问题。

第一，死者格林的左肺患有原发性癌症吗？

第二，他是死于左肺的癌症吗？

第三，抽好彩香烟是导致他左肺癌症的原因吗？

第四，被告在 1956 年 2 月 1 日或之前，是否知道抽好彩香烟的人会患肺癌？

1960 年 8 月 2 日，陪审团对前三个问题投了"是"，对第四个问题投了"否"，认为美国烟草公司没有责任。在 20 世纪 60 年代早期，法官不愿意让烟草公司服从"无过错责任"的原则。

塞奇威克认为，如果公司在出售产品时不知道其产品不安全，那么服从"无过错责任"并不会使产品更安全。把责任强加给新药或生物制品的制造商并不能减少危害，因为人们无法防范目前科学知识之外的一切。

塞奇威克还认为，"无过错责任"将阻止医药公司开发新产品。"卡特事件绝对是医药发展中的典型事件。研究人员结合前期研究进展和实验室研究基础，研制出一种有用的产品并进行测试，并意识到每一种新的药物和生物制剂都有风险和危害。然后，产品必须经过各种检验，检验后引发进一步的研究，研究带来产品的改变，改变又带来新一轮的检验。"

并不是只有塞奇威克一个人这么认为。一家大型制药公司的总裁，同时还担任一家著名医学杂志的编辑和一家医疗专业组织的负责人，他也担忧制药公司需要服从"无过错责任"原则将会造成的后果。"我对这个决定深感不安。"《美国医学会杂志》的编辑奥斯汀·史密斯（Austin Smith）说，"我已经和许多人讨论过了，包括制药行业人员、研究人员及一些与医学无关的人。我们都在这个决定中看到了一种脚踩石头般的强烈恐惧，公司可能不愿再冒险开发新药，研究人员可能因责任不愿开展新药的临床试验，执业医师甚至因为害怕新药微乎其微的意外风险而不用新药治疗。我认为这一决定意义深远。"礼来总裁 E. N. 比斯利（E. N. Beesley）表示："制药行业应该服从无过错责任原则的建议太让人震惊了。我认为它的实施将威胁到医学的未来和人民的福祉。服从这一原则将推迟甚至阻止许多救命药物的使用。谁还能负担得起成为药物研究的先驱者？如果新药意味着公司的破产，谁还敢尝试呢？"由 1 万名医生组成的非营利组织——美国医师学会（American College of Physicians）也表达了担忧："很少有预防性或治疗性药物能够在一开始就保证绝对有效又绝对无害。如果无过错责任的原则在 200 年前就适用于生物和医药制品，詹纳博士和他的同事们可能就无法研制出天花疫苗从而对人类做出巨大贡献。"

最后，塞奇威克提出，如果必须服从"无过错责任"原则，制药公司就需要购买高额保险，这样买方最终会付出高昂的价格购买药品。"许多'无过错责任'原则的拥护者都忘记了这一点，那就是不断增加的保险费用必定会导致药品成本的增加，到最后这些还是要由公众承担。"

原告律师不同意，在回答塞奇威克的辩护时，他们认为将法律从食品延伸到医疗产品既合乎逻辑，也有必要。他们认为，在牡蛎罐头里发现牡蛎壳不同于在脊髓灰质炎疫苗中发现脊髓灰质炎活病毒。"在科学上及在实践中，活病毒都是疫苗（其作用是杀死病毒）的对立面，疫苗中含有活病毒就像杀菌产品中含有细菌一样荒唐。

所以，谁要是说这种缺陷可能是一种合理缺陷，那真令人难以理解。"

他们认为，当这个缺陷意味着孩子可能瘫痪或者死亡，那么行业标准是不能接受这一缺陷的。"可口可乐中的钉子、香肠里的寄生虫或容易着火的睡袍，依据法律法规，这些都是不合格产品。但这些缺陷可能伤害一个或者两个人，伤者伤势虽然严重，但一般不会致残。但在卡特案件中这一缺陷所导致的结果却是普遍的，而且相当严重，这是一场事故。"

他们认为，新药品的开发不会受到无过错责任原则的阻碍。"反对者们认为，无过错责任会阻碍人们从事有益于社会发展的活动，而这种活动往往伴随着很高的风险。当然，任何涉及医疗或其他科学专业的诉讼，都会在某个阶段提出这种扼杀发展的论点。然而，食品产业一直承担着最高程度的责任风险，这并没有阻止他们不断开发和销售新的食品，这一事实表明，任何产业包括医药领域，都应当服从无过错责任原则。"他们认为，卡特既然是一家商业企业，那么就应该像一家商业企业那样被同样对待。"关于为什么制药业应该得到法院的特殊待遇，这些在案情摘要中大量散布的论点和建议会让人一不小心认为法院正在处理美国的'慈善'企业。当然，事实并非如此。包括卡特在内的各种药品生产企业恰恰

237

都是商业企业。卡特加入脊髓灰质炎疫苗项目时满怀热情，把它当作一项商业冒险，当然，它的同行们现在仍然在脊髓灰质炎疫苗业务中赚钱。"

最后，原告律师对制药公司将难以获得保险的观点嗤之以鼻："无过错责任在获得保险方面将过于庞大且不可预测，这一论点绝对是荒谬的。证据不仅是食品和药品行业普遍获得了这样的保险，而且在卡特的案例中也涵盖了明确的保险范围。"

1960 年 7 月 12 日，塞奇威克对戈茨丹克判决的上诉被驳回。1960 年 9 月 8 日，他向加利福尼亚最高法院提出的上诉也被驳回。

被告律师称，无过错责任法将不公平地损害制药公司。原告律师称，让公司对他们的产品负责，即使他们在生产这些产品时没有过错，对于保护公众健康是必要的。接下来 50 年发生的事情将决定谁是对的。

塞奇威克认为，制药公司不应该对制造新产品所需的试验和错误过程负责。他说卡特不能成为"科学上不可知的担保人，未来的担保人"。但是，如果医学需要以牺牲儿童健康为代价获得知识，有时甚至牺牲他们的生命，那么谁又能保证他们的未来呢？要求安妮·戈茨丹克买保险保护她自己免受脊髓灰质炎疫苗引起的损害公平吗？还是要求疫苗生产公司或推荐疫苗的政府为她提供保险是更为合理的呢？通过让制药公司对他们的产品负责，即使他们在生产过程中没有疏忽。法院决定还是应该由疫苗生产公司保护安妮免受伤害。

产品责任法改革的制定者们设想了如下情景：公司将继续生产新产品。产品将在数百人身上进行测试，如果安全有效，将获得政府监管机构的许可。由于只有在获得许可后才可能发现罕见问题（1500 例接种卡特疫苗的人中仅仅只有 1 例瘫痪了），公司会购买更多的保险，保险费用将转嫁给消费者。购买该产品的每个人，以及从使用中受益的每个人，都要为医疗产品支付"责任税"。

1955 年，就在安妮·戈茨丹克接种卡特疫苗瘫痪几个月后，一篇题为《卡特疫苗事件》的文章发表在《耶鲁法律期刊》（*Yale Law Journal*）上。文章预言了即将到来的改革："法院应明确规定由制造商对产品造成的人身伤害负责，这不是因为他们对伤害承担了过错责任，也不是因为他们本可以阻止伤害，而是因为他们可以最好地将这不可避免的风险成本分配给所有受益于产品的人。"文章作者说，谁错了、为什么错了、错误是否可以预测并不重要。唯一重要的是，当产品造成伤害时，谁来为伤害买单最为有利。由戈茨丹克案判决引发的改革决定了谁将为此买单。无过错责任的代价不会简单地由政府、制药公司或保险公司一方承担，而是由购买这一

239

产品的每个人承担。这篇文章预测，这种责任税将有助于生产出更好、更安全的产品："无过错责任将额外激励生产商预防未来可避免的缺陷。"

华莱士·塞奇威克认为，如果卡特制药公司受制于无过错责任原则，它将无法生存。在事故之后的几年里，卡特制药公司发生了什么？卡特被起诉了60起，但只有几起上了法庭。虽然索赔总额为1200万美元，但原告最终以300万美元和解，其中卡特的现有保险支付了200万美元，其余由卡特公司自掏腰包。尽管遭遇挫折，卡特在借款、收购公司或扩建工厂方面毫无困难。事故发生后的几个月里，富国银行将卡特的信用额度扩大到100万美元，纽约互惠银行（Mutual of New York）也同意了300万美元的贷款。1955—1961年，卡特发起了"再创辉煌行动"。

1955年，卡特收购了阿什·洛克哈特（Ashe-lockhart）公司和哈弗·格洛弗（Haver-Glover）实验室。这两家公司都位于堪萨斯城（Kansas City），都生产兽药。收购了这两家公司后，卡特可以在生产线上增加300种新产品。卡特还收购了缤特专业（Plastron Specialties）——一家塑料公司，以制造其静脉注射业务中使用的瓶子和管子。1955年，卡特的年销售额为1148.2万美元。1956年，卡特聘请了来自俄亥俄州辛辛那提（Cincinnati,

Ohio）梅雷尔（Merrell）公司的马库斯·范·坎本（Marcus Van Campen）来领导其扩大的研究业务。卡特还收购了另一家塑料公司，即旧金山的太平洋塑料公司（Pacific Plastics Company），以及一家动物饲料公司，即爱荷华州锡达拉皮兹（Cedar Rapids，Iowa）的玉米王公司（Corn King）。卡特年销售额增至 1373.1 万美元。1957 年，卡特建造了一座新的药理和有机物研究大楼。罗伯特·卡特说："再创辉煌行动非常成功。"卡特年销售额增至 1618.5 美元。1958 年，卡特收购了过敏产品制造商好利斯特制药公司（Hollister-Stier），这家公司在斯波坎（Spokane）、洛杉矶（Los Angeles）、费城（Philadelphia）和亚特兰大都有工厂。卡特的产品线不断扩大，年销售额增至 1874.5 万美元。1959 年，卡特收购了洛杉矶奥林匹克塑料（Olympic Plastics）公司。"卡特实验室又创造了新的纪录！"罗伯特·卡特宣布道。卡特还在日本建立了卡特太平洋实验室（Cutter Laboratory Pacific），并任命沃尔特·沃德为负责人。卡特年销售额增加到 2131.5 美元。1960 年，第二起案件是 4 名因接种疫苗而瘫痪的儿童起诉卡特制药公司，最终判决卡特赔偿 12 万美元。第三起案件，即克雷恩起诉卡特一案以卡特赔偿 18.9 万美元达成和解，而当年卡特的年销售额增加到了 2300 万美元。

卡特上了四次法庭，陪审团从未发现卡特存在过失。卡特最终解决了所有其他未决的案件。所有诉讼中最大的和解金额为 60 万美元，是布莱恩·梅（Brian May）一案。梅在 5 岁时接种了卡特的疫苗，在"铁肺"里度过了 16 个月，终身四肢瘫痪。梅的律师梅尔文·贝利回忆说："这是当时最高的人身伤害赔偿。"如今（1976 年），这类判决很容易就会达到 600 万美元或更多。30 多岁时，布莱恩·梅在洛杉矶主持了一个名为"马里布民谣"（Malibu Folk）的广播节目，其中包括对彼得·亚罗（Peter Yarrow）和戈登·莱特福特（Gordon Lightfoot）等音乐家的采访。1995 年在布莱恩·梅去世后，他被人们称为"原声音乐真正的天使之一"。

1961 年，罗伯特·卡特在致股东的一封信中总结了"卡特事件"后发生的事件：

我们做了一场噩梦！我们以诚信和稳健的财务状况克服了脊髓灰质炎疫苗所带来的困难。

7 年前的 4 月 27 日，我们面临着脊髓灰质炎疫苗可能导致脊髓灰质炎的可能。

从那天起，我们这些负责实验室事务的人每天早上醒来时都感到这种可能性一定是一个"噩梦"，我们也渐渐意识到未来财务状况的巨大负担，当然最担心的还是与疫苗相关的儿童和他们的家庭了，我们发自内心地为此担心。

因此，每一天，每一周，我们都努力使我们的公司变得足够强大，能够支付可能在最后判定后的赔偿费用。

整个问题的关键在于在用完 200 万美元的保险金后，我们能否借到足够的资金来维持我们的运转。此外，我们的长期贷款协议中有一些条款限制了我们的巨额借款。

因此，我们将问题交给了放款人。我们的银行家告诉我们，如果和解金额能够公平合理，他们将为我们提供支持。

如果我们在 1955—1961 年没有做那么多努力来提高我们的财政实力和未来前景，很明显，这些金融机构是不可能支持我们的——没有这些支持，我们就完蛋了。

这意味着，就目前情况而言，"卡特事件"已经过去，现在我们可以继续前进，并有望实现光明的未来。

对于一个没有经历过这起事件的人来说，很难想象这场事故给我们所作的每一个决定都蒙上了巨大的阴影。

现在，7 年来，我们第一次可以根据自身价值作出决策。

1961 年，卡特的年销售额增加到 2480.8 万美元。罗伯特·卡特宣称："未来从未如此光明。"卡特新研究主管马库斯·范·坎本开发出一种新的止痛剂。卡特没有钱直接向公众推广这种药物，所以把专利授权给了百时美施贵宝（Bristol-Myers），百时美施贵宝把它命名为埃克塞德林（Excedrin）。到20世纪60年代早期，卡特从销售埃克塞德林中获得了大量的专利收益。

1962年，在创下2993.4万美元的年销售额记录后，罗伯特·卡特说："这是多么伟大和光荣的时刻啊！我们的销售额、收益和每股收益都创了历史新高。"卡特制药公司的资产为1830万美元，比"卡特事件"发生时增加了80%。梅尔文·贝利看着卡特在这场事故后茁壮成长，他说："这场事故把卡特打败了吗？卡特陷入地狱了吗？不！"到1963年，市场分析人士都建议购买卡特的股票，"以获得大量长期的资本收益"。在20世纪60年代早期，卡特的产品目录包括700多种产品。塞奇威克对卡特命运的可怕而又悲观的预言是错误的。

塞奇威克也曾错误地认为，无过错责任将阻碍医学研究开展反复试验。事实上，一些开发难度较大的疫苗，如麻疹、腮腺炎和风疹疫苗都很快被开发出来。卡特案的原告律师和那些为《耶鲁法律期刊》文章撰稿的人所憧憬的乌托邦世界实现了。贝利说："这个判决没有伤害企业或消费者。从那时起，制药行业就一直在为公众的健康开发药品，我必须悄悄地说，他们自己的钱包也在膨胀。"

然而，在接下来的 50 年里，"无过错责任"判决原则暴露出了两个关键漏洞。

由于在人身伤害案件中不再要求律师证明公司的过失，公司不仅要对有害产品负责，也要对安全产品负责。1956 年，梅雷尔公司，即后来的陶氏化学公司（Merrell Dow）推出了一种治疗晨吐（妊娠早期严重的恶心和呕吐）的药物本德汀（Bendectin）。该药物由多西拉敏（抗组胺药）、吡哆醇（维生素 B_6）和盐酸二环胺（镇静胃部的解痉药）组成。从 20 世纪 50—70 年代，美国 40% 的孕妇使用本德汀，这是唯一可用于缓解晨吐的药物。晨吐并不是一个小问题，在怀孕早期，妇女由于频繁和持续的呕吐而不能补充流失的水分，这样会遭受严重的脱水，有时甚至致命。1855 年，《简·爱》的作者夏洛特·勃朗特（Charlotte Brontë）就死于晨吐。

1979 年，《国家探秘者》（*National Enquirer*）以"专家揭示新反应停（Thalidomide）药物丑闻"为标题，报道写道："这是一桩比反应停恐怖事件更为骇人听闻的丑闻，孕妇在怀孕早期服用了抗恶心药本德汀后，成千上万的婴儿出生时就有了可怕的缺陷。"这篇文章指出，导致出生缺陷的药物的医学术语是"致畸剂"，字面意思是"怪物的形成"。梅尔文·贝利为《国家探秘者》提供了

245

这篇报道的信息。正如贝利所希望的那样，许多妇女站出来声称她们的孩子由于本德汀畸形了。

　　在本德汀问世之前，美国的出生缺陷发生率大约为2%。如果美国有 40% 的孕妇服用本德汀，那么根据这个发生率就可以预测服用本德汀的妇女每年将生育大约 2万名有先天缺陷的儿童。这并不意味着是本德汀导致了出生缺陷。确定本德汀是否是罪魁祸首的唯一方法是比较服用了本德汀的母亲和没有服用的母亲所生孩子的出生缺陷发生率。27 项独立的研究调查了使用或未使用本德汀孕妇的出生缺陷发生率，他们都得出了同样的结论：本德汀不会造成出生缺陷。

　　1980 年 1 月 24 日，在佛罗里达州奥兰多市（Orlando, Florida）的一个法庭上，律师们代表大卫·梅克德西（David Mekdeci）审理了对陶氏化学公司的第一起案件。梅克德西出生时手臂和胸部畸形。在缺乏科学研究表明是本德汀造成了伤害的情况下，陪审团认为陶氏化学公司对大卫的残疾没有责任。但梅克德西案并没有让律师们气馁而不再起诉陶氏化学公司。1982 年 2 月，玛丽·奥克森丁（Mary Oxendine）的代理律师起诉陶氏化学公司，要求 2000 万美元赔偿。玛丽·奥克森丁出生时前臂缩短，右手三根手指粘在一起。经过 3 周的审判，虽然科学证据表明本德汀没有造成出生缺陷，陪审团还是判决赔偿玛丽75万美元。

孕妇也卷入了这场争论之中。医生们都说本德汀是安全的，但是法院偶尔也发现陶氏化学公司是有罪的。因为有传闻本德汀不安全，至少有7名妇女因为害怕服用过本德汀会伤害到她们未出生的孩子而选择了流产。许多女性拼命寻找替代品。加里·里奇瓦尔德（Gary Ritchwald）博士在流行杂志《妈妈琼斯》（*Mother Jones*）的一篇文章中建议孕妇服用本德汀的"天然替代品"，其中包括"维生素 B_6（50～100毫克）、维生素 B_1（100毫克）、野山药根、覆盆子叶、薄荷、洋甘菊、柠檬香脂、猫薄荷、紫草茶、蜂蜜及草药茶"。具有讽刺意味的是，里奇瓦尔德博士的混合物中维生素 B_6 的含量是本德汀的10倍，混合物中任何一种药物都没有在孕妇身上进行过研究，也没有被证明是安全的。

247

受奥克森丁案判决的鼓舞，律师事务所发起了宣传活动，本德汀的诉讼数量也有所增加。1987年，陪审团判给一名脚部畸形的男孩赔偿200万美元。到1987年7月，陪审团审理了17起本德汀案件。陶氏化学公司赢了12次，原告赢了5次。陶氏化学公司为这些诉讼花费了1.2亿美元。《国家探秘者》的文章加上《妈妈琼斯》和《纽约时报》的煽情故事，使本德汀的销量下降到原来的1/5。1983年6月9日，陶氏化学公司停止生产本德汀。

后来，大量的科学证据表明，本德汀从未造成出生缺陷，所有对原告有利的五个案件在上诉中均被推翻。但为时已晚了，那时候，本德汀已经退出市场了。陶氏化学公司的一位发言人说："即使我们赢了所有的官司，本德汀也不会回来了。"本德汀诉讼被称为"民事侵权制度中最恐怖的故事"。

除了公司现在要为安全产品负责的问题之外，该原则的第二个缺陷是对于原告可以得到多少赔偿金没有限制。如果企业破产，它们就无法生产更安全的产品。例如，1992年，美国食品药品管理局局长大卫·凯斯勒（David Kessler）认为没有足够的证据证明硅胶隆胸是安全的。当时，硅胶植入物已经在市场上存在了30年，被200万美国人使用。大多数被用于隆胸，约有20%被用于制作乳房切除术后的假体。尽管硅胶填充的乳房植入物并没有被证明是不安全的，但凯斯勒还是要求制造商将其从市场上撤回。

凯斯勒的禁令引发了大量诉讼。人身伤害律师大肆宣传，针对主要制造商道康宁（Dow Corning）的诉讼数量从1991年的200起增加到1992年的1万起。乳房植入硅胶的女性声称会出现各种症状，包括发热、头痛、疲劳、皮疹、关节疼痛、肌肉疼痛、眼睛和嘴巴干涩，以及睡眠障碍，这些综合起来就构成了所谓的结缔组织疾病。

律师们合并处理了数以千计的案件，并在 1994 年进行了历史上最大的集体诉讼——42.5 亿美元。同年，谢林·加布里埃尔（Sherine Gabriel）报道了第一项研究的结果。加布里埃尔检查了 750 名隆胸女性的病历，并将其与 1500 名没有隆胸的女性进行了比较。她确保两组在年龄、种族、收入、婚姻状况、吸烟史和医疗背景上具有可比性。因为这两组除了是否隆胸以外均具有可比性，植入物的效果是可以确定的。加布里尔发现"乳房植入物和结缔组织疾病之间没有联系"。1 年后，豪尔赫·桑切斯·格雷罗（Jorge Sanchez-Guerrero）得出同样的结论，他研究了 9 万名护士，其中 1200 名接受过隆胸手术。同样，接受过隆胸手术的女性患结缔组织疾病的风险并不比没有接受过隆胸手术的女性高。在接下来的 2 年里，又有 6 项研究发现了同样的结论：乳房植入物并不会导致结缔组织疾病。

在戈茨丹克起诉卡特案中，原告律师认为为了保护公众健康，无过错责任是必要的。但是，尽管乳房硅胶植入物不会导致结缔组织疾病，道康宁公司还是赔偿了 42.5 亿美元，但这并没有减少结缔组织疾病的发生率，也没有使乳房植入物更安全。1999 年，美国医学研究所（Institute of Medicine）在一份长达 530 页的文件中回顾了所有已发表的研究，得出结论称，乳房植入物不会导致结缔组织疾病。然而那时候道康宁公司已经申请破产。

在本德汀和乳房植入案中，法院并未履行其最重要的职能，即对生产不安全产品的公司起到威慑作用。在案件发生之后，生产本德汀和乳房植入物的公司并没有更加注意生产更安全的产品，因为他们的产品并没有不安全，他们只是在法庭上被认为不安全。

消费者也受到了影响。美国妇产科医师学会（American College of Obstetricians and Gynecologists）副会长查尔斯·弗劳尔斯（Charles Flowers）博士对陶氏化学公司停止生产本德汀的决定表示遗憾。"陶氏化学公司案的判决导致了巨大的治疗风险。"弗劳尔斯说，"怀孕期间的恶心和呕吐并不能总通过对症手段来治疗，在过去几年中，这甚至导致了严重的孕产妇营养不良和胎儿神经损伤。鉴于目前的法律环境，我们理解陶氏化学公司的判决。这个判决是根据法律而不是根据科学作出的。"弗劳尔斯是正确的。到 20 世纪 80 年代末，由于没有任何药物能够取代或敢于取代本德汀，怀孕期间因脱水住院的发生率增加了 1 倍，而出生缺陷的发生率并没有变化。本德汀从未被新的药物取代。

但本德汀案的判决远远超出了本德汀本身。在本德汀退出市场 1 年后，一家大型制药公司的总裁问道："今天，哪个头脑正常的人会去开发一种孕妇使用的药品？"
这个问题是对未来的不祥预测。由于担心承担责任，制
药公司继续避免开发有关流产和晨吐方面的药物。

当科学研究发现制药公司的产品无害时，法官、陪
审团、医生、律师和原告却都认定制药公司负有责任。
一点不了解科学知识、科学方法的法官却是科学真理的
拙劣仲裁者。1981 年 7 月 1 日，凯蒂·威尔斯（Katie
Wells）出生时就有先天缺陷，她的手、胳膊、肩膀、嘴
唇、鼻子和视神经都存在畸形。怀孕后数周，在还没有
意识到自己已经怀孕的时候，凯蒂的母亲使用了奥森多
（Ortho）制药公司生产的杀精凝胶（OrthoGynol）。杀精
凝胶的有效成分为壬炔醇 –9（Nonox-ynyn–9）。1986 年，
凯蒂·威尔斯的父母起诉奥森多制药公司，声称是壬炔
醇 –9 导致了女儿的出生缺陷。1982 年，也就是诉讼发
生前 4 年，《美国医学会杂志》（*Journal of the American
Medical Association*）的一篇论文报道了 50 300 名孕妇
的研究结果。对比那些在怀孕后使用了壬炔醇 –9 的孕妇
和那些没有使用壬炔醇 –9 的孕妇，研究人员发现壬炔
醇 –9 并不会导致手臂、肩膀、手、嘴唇或视神经缺陷。
实际上，壬炔醇 –9 不会造成任何出生缺陷。美国食品药
品管理局的另外两项研究也没有发现壬炔醇 –9 会导致出
生缺陷的证据。但威尔斯案的法官马文·舒布（Marvin

251

Shoob）对这些科学数据不以为然，认定凯蒂的手臂、肩膀和手的畸形是由壬炔醇 –9 造成的，而她的嘴唇、鼻子和视神经缺陷则不是。他作出这一决定的依据不得而知。当时没有研究，现在也没有研究支持这一判决。舒布判决需赔偿给凯蒂·威尔斯 510 万美元，联邦上诉法院也维持了这一判决。

《纽约时报》的一篇社论对舒布法官的决定表示遗憾："科学最伟大的成就是找到方法以提出客观证据，而不只是传闻。舒布法官并没有被压倒性的科学证据所打动，上诉法院也没有。舒布法官和上诉法官忽视了最好的科学证据，这是一种智力上的尴尬。"《新英格兰医学杂志》（*New England Journal of Medicine*）的一篇社论也对法庭上对科学的否定表示担忧："威尔斯诉奥森多案的判决引起了医学界的极大关注，因为它表明法庭不会受到合理的科学证据的约束。"

陪审员通常也不适合决定复杂的医学、科学和技术问题。1986 年，朱迪思·海姆斯（Judith Haimes）在费城天普大学医院（Temple University Hospital）做了头部 CT 扫描。CT 扫描是一种精细的 X 线扫描，它可以显示大脑的横截面。海姆斯是一名"通灵者"（算命师），她以预测未来和联系死者为生。但在 CT 扫描后不久，她发现自己的通灵能力消失了。她控告她的医生对她造成了伤害。她想让陪审团认定该医生有罪，就需要让陪审团相信三件事：第一，人会失去通灵能力；第二，它们在CT扫描仪中会失去这些能力；第三，医生应该知道不应该给通灵者做CT扫描。1986年3月27日，经过45分钟的商议，一个由八人组成的陪审团认定朱迪思·海姆斯的医生犯有渎职罪，并赔偿98.6万美元。

海姆斯案的陪审员是从选民登记库中随机挑选的。他们经常需要审判有关疫苗、飞机、割草机、药物、蹦床和跳水板的制作和测试是否正确等的案件。是这些陪审员，而不是那些管理和许可产品的人成为法庭上的最终仲裁者，他们被假定比美国食品药品管理局的药理学家和微生物学家、疾病预防控制中心的流行病学家和统计学家、环境保护局的毒理学家及联邦航空管理局的机械工程师懂得更多。不幸的是，陪审员往往缺乏科学经验或对科学的理解，所以他们倾向于相信那些看起来最可信的人。如果原告证人衣冠楚楚、谈吐优雅，并能与陪审团轻松互动但缺乏可靠的数据来支持他的论点，而辩方证人害羞、书生气、说话吞吞吐吐、犹犹豫豫，虽有大量的数据来支持他的论点，但陪审团可能更为信任原告。在本德汀案的诉讼中，尽管没有一个专家证明本德汀会导致出生缺陷，仍有30%的陪审员支持原告。

陪审员对遭受痛苦的人也有极大的同情，这种同情

253

会影响他们冷静审判的能力。玛丽·奥克森丁坐在法庭上时只有 11 岁，她的胳膊很短，手掌像蜘蛛网一样。她看着桌子对面几位穿着考究的陶氏化学公司的高级主管。这并不难理解，即使大量的科学证据反驳了她的主张，陪审团还是站在玛丽这一边。在本德汀早期的一个案件中，陪审团被提供的数据所说服，裁定陶氏化学公司不负有责任，但仍希望该公司支付原告 2 万美元的医疗费用。

医生们也愿意在法庭上说一些没有科学研究支持的事情。在本德汀案件中，原告的主要证人是澳大利亚产科医生威廉·麦克布莱德（William McBride）。麦克布莱德在法庭上的表现令人印象深刻。在 20 世纪 60 年代早期，他第一个注意到在使用一种流行的安眠药后会导致一种非常罕见的出生缺陷突然增加。这种安眠药是由西德化学（ChemieGrünentha）制药公司生产的。1954 年，该公司的化学家们合成了一种叫作反应停（Thalidomide）的化合物，以为有抗生素作用。令他们失望的是，他们发现反应停并不是抗生素，在动物实验中也没有抗肿瘤作用。原以为这药就这样失败了。但在一项小规模的人体临床试验中，反应停让患者进入整夜的深度自然睡眠。1957 年 10 月 1 日，该公司将反应停作为一种安眠药进行发售，并宣称它是完全安全的，甚至对孕妇和哺乳期妇女也是如此。到 1960 年，成百上千的婴儿出生时手脚直接贴在身体上，这是一种被称为"短肢畸形症"的疾病，是由母亲使用反应停引起的。麦克布莱德是第一个在医学杂志上描述这种联系的人。多达 24 000 个胚胎因反应停受损，其中近一半在出生前死亡。今天，仍有 5000 人因反应停而有先天缺陷。

　　麦克布莱德在树立了揭露反应停危害的声望之后，觉得本德汀也导致出生缺陷。他的主张是基于他发表在《澳大利亚生物科学杂志》上的一篇论文，该论文描述了 8 只怀孕的兔子接受了药物东莨菪碱，另外有 8 只未处理的兔子作为对照。麦克布莱德发现，喂食东莨菪碱的兔子生出的小兔子有先天缺陷，而没有喂食东莨菪碱的兔子生出的小兔子是正常的。虽然本德汀不含东莨菪碱，但麦克布莱德认为本德汀中的抗组胺成分多西拉敏与之相似。在麦克布莱德提交论文的时候，两位合著者菲尔·瓦迪（Phil Vardy）和吉尔·弗兰奇（Jill French）要求去掉他们的名字，因为他们认为麦克布莱德故意捏造了数据。澳大利亚医疗法庭调查了他们的指控，发现这些指控是真实的。因此，麦克布莱德辞去了他的职务。麦克布莱德后来被剥夺了医师执照，他的发现也从未在本德汀的后续试验中得到证实。另一位本德汀案件的专家艾伦·多恩博士（Dr. Alan Done）是韦恩州立大学

255

（Wayne State University）的毒理学教授，作为一名专家证人，他从事着利润丰厚的咨询业务。后来，他所在学院的院长要求他辞职，因为他忽视了自己的学术职责。

本德汀案并不是第一起医生愿意在法庭上撒谎的案件。20世纪初，德国和美国相继建立了工人赔偿法。这些法律为事故赔偿工人设立了资金，并为人身伤害律师提供了大量诱人的资金。工人们声称他们的癌症是由外伤引起的。他们声称胃癌是与一名警察打架引起的（1923年），肋骨癌是由电梯井掉下来引起的（1927年），乳腺癌是由一罐橙汁击打引起的（1949年），骨癌是由举重引起的（1958年），睾丸癌是由安全带在突然停车时勒伤引起的（1963年），肺癌是由胸部瘀伤引起的（1964年）。尽管没有数据支持这些说法，还是有医生在法庭上作证是创伤导致了癌症。此后，许多研究表明，创伤不会导致癌症。英国法院通过聘请独立专家来确定原告主张的合法性，消除了"专家"愿意为合适的价格说任何话的问题。

在某些方面，律师和科学家是相似的。两者都提出一个假设，如"本德汀导致出生缺陷"，两者都为了支持或否定该假设寻找证据。科学家的证据来自于科学研究，这些研究比较了数千名使用本德汀的妇女和数千名没有使用本德汀的妇女的怀孕结果，然后对差异进行统计分析。如果使用本德汀组的出生缺陷发生率更高，并且差异具有统计学意义，那么研究者可以说本德汀导致了出生缺陷。如果两组之间的差异不具有统计学意义，那么研究者可以说，数据并不支持这个假设。如果许多调查人员在评估不同的女性群体时发现了相同的结果，那么真相就出现了。有时需要几个月、几年甚至几十年的时间，真相才会浮出水面。有时它永远不会出现。

律师和科学家之间的区别在于证据的表现形式。律师的目的是让陪审团相信他们的主张是正确的，然后他们召集医学专家来支持他们的主张。真相由陪审团投票决定，并在几周后公布。如果陪审团投票认为本德汀造成了出生缺陷，那么本德汀就造成了出生缺陷。美国审判律师协会前主席罗斯·赫曼（Russ Herman）说："法院是一个解决争端的机构，而不是科学真理的仲裁者。历史表明，许多'事实'缺乏持久力。"然而，本德汀并不会导致出生缺陷，乳房植入物不会导致结缔组织疾病，创伤不会导致癌症，这些事实都已经被大量的数据所证明。

最后，一些原告提起诉讼是因为他们认为没有人会为此受到损害，换句话说，他们认为医生、医院和制药公司都拥有巨大的资源，一点点赔偿不会导致任何后果。但事实却是，我们全都为诉讼付出了代价。彼得·胡伯

（Peter Huber）是一名曾写过大量关于侵权制度滥用文章的律师，他说："我们起诉陌生人……好像我们与诉讼无关。但其实我们都要支付诉讼费用。短期内，对少数成功诉讼的人来说，起诉是一个有利可图的行业。但从长远来看，随着社会适应这种促进诉讼的法律制度，除了律师之外，每个人都是输家。我们都处在困境中，只有律师们从中获利。"

Death for the Lambs

第9章　羔羊之死

狼的自由就是羔羊的死亡。

——以赛亚·柏林（Isaiah Berlin）

卡特事件带来了很多影响。一方面，这一事故促进了联邦政府加强对疫苗的有效监管。由于卡特制药公司生产的疫苗会导致瘫痪，联邦政府立即对所有公司的生产和检测程序展开了调查。调查发现相关的规章制度和指导性文件是不充分的。调查之后制定了更好的疫苗过滤、储存和安全性测试程序，并在几个月内开发出了安全的脊髓灰质炎疫苗。在事故后的几年内，因脊髓灰质炎而瘫痪或死亡的儿童数量减少了10倍。1955年7月15日，也就是卡特事件发生3个月后，"生物制品控制实验室"升级为"生物标准部"，成为美国国立卫生研究所下设的一个独立部门。1956年，管理疫苗的专业人员从10人增加到150人，监管者积极参与他们所监督疫苗的研究。所有疫苗制造商依然需要生产一系列在效力、安全性和有效性上相同的连续批次疫苗，而卡特事件产生的术语"一致性批次"仍在使用。

1972 年，疫苗监管从美国国立卫生研究所转移到美国食品药品管理局。美国食品药品管理局现在雇用了 250 多人来监督疫苗的开发和生产。疫苗经过数千次测试，以确保它们确实含有它们所说的成分；在获得许可之前，数以万计的人进行了测试，以确保疫苗的安全性和有效性；疫苗在获得许可后发放给数百万人接种时，也会非常仔细地观察，以确保疫苗不会引起任何罕见的不良反应。比起其他儿童药品，包括抗生素、咳嗽和感冒药，疫苗具有更高的安全标准。因此，在过去 50 年里，疫苗的安全记录是其他任何医疗产品都无法比拟的。如今，美国儿童接种疫苗比例是历史最高的，因此，疫苗可预防疾病的发病率也是最低的。

卡特事件是美国历史上"第一起国家协调应对突发公共卫生事件"，这一事件导致大量资金投入到亚历山大·朗缪尔领导的流行病情报局，同时也是美国疾病预防控制中心（Centers for Disease Control, CDC）的转折点。自流行病情报局成立以来，其办事机构，正如《世纪的哭泣》(*And the Band Played On*)、《极度恐慌》(*Outbreak*)等影片中所呈现的，一直在监测如炭疽、严重急性呼吸

综合征（severe acute respiratory syndrome，SARS）、天花
和流感等疾病，并确定了一些特定疾病，尤其是获得性
免疫缺陷综合征（acquired immunodeficiency syndrome，
AIDS）是如何传播的。

　　然而，卡特事件造成的最大影响或许还是针对制药
公司的无过错责任要求。由于戈茨丹克起诉卡特案的判
决，疫苗成为第一批几乎因诉讼而被淘汰的医疗产品。
前期研发的疫苗，如麻疹和德国风疹疫苗得以正常研发
和销售，没有受到戈茨丹克案的影响。但是 20 世纪 70
年代中期，一种疫苗改变了这一切。

　　1974 年，一位英国研究人员与别人合著了一篇论文，
声称百日咳疫苗会造成永久性脑损伤。百日咳是幼儿常
见病，百日咳杆菌会导致黏稠的黏液积聚在喉咙后部并
堵塞气管。患有百日咳的儿童常常出现严重的咳嗽痉挛，
以至于他们的皮肤发青，当他们试图用狭窄的气管呼吸
时，他们会发出一种尖锐而独特的声音。在 20 世纪上半
叶，美国每年有 5000～10 000 名婴幼儿死于百日咳，他
们通常死于窒息。

　　英国研究人员在文章中报道了 36 名儿童的情况：在
接种百日咳疫苗后的 1～2 天，所有的孩子都出现了癫
痫、无力、呕吐、尖叫和极度易怒等症状。在这些孩子
中，有 22 人最终发展为智力低下或癫痫。尽管每年有数

百万儿童接种百日咳疫苗后没有任何不良后果，但该报道称这种疫苗会造成永久性脑损伤。在这篇文章发表的时候，英国80%的儿童接种了百日咳疫苗，但是有些儿童在接种疫苗前就已经出现了智力低下和癫痫。因此，确定这位英国研究人员是否正确的唯一方法是比较接种和未接种百日咳疫苗儿童的智力低下和癫痫发病率的差异。不幸的是，英国的媒体没有意识到提出疫苗有害的设想和证明疫苗有害之间是存在区别的，他们以为出版物的报道就是事实。媒体紧急报道警告说，百日咳疫苗会造成永久性脑损伤。于是大多数父母停止给孩子注射疫苗，疫苗接种率从80%下降到30%。2年内，英国有超过10万名儿童因百日咳住院治疗，其中40人死亡。

媒体对百日咳事件的报道传到了日本。1975年，日本卫生大臣回应公众的强烈抗议，宣布日本儿童将不再接种百日咳疫苗。百日咳导致的住院和死亡发生率增加了10倍。1976—1979年，日本有113名儿童死于百日咳。而在疫苗停止使用前的3年里，只有10人死于这种疾病。

关于百日咳疫苗会伤害孩子的报道很快就传到美国，人身伤害律师开始起诉疫苗制造商，声称百日咳疫苗会引起癫痫、智力低下、学习障碍、原因不明的昏迷、雷氏症候群（突然出现昏迷，后来发现与阿司匹林有关）和婴儿猝死综合征（在出生后的第1年不明原因猝死，

后来发现与睡眠姿势有关）。到 1987 年，总共有 800 起
诉讼，金额超过 2100 万美元，而且每周都有新的诉讼。
为了满足增加责任保险、支付律师费及和解费用的需求，
百日咳疫苗的费用从每剂 0.17 美元增加到每剂 11 美元。

　　到 20 世纪 80 年代末和 90 年代初，许多科学家研究
了这位英国研究人员提出的问题。他们评估了几个国家
中接种和没有接种百日咳疫苗的成千上万名儿童。结果
清晰、一致且可重复地表明：接种百日咳疫苗的儿童与
未接种百日咳疫苗的儿童的癫痫和智力低下发生率相同。
这位英国研究人员的假设是错误的，但伤害已经造成。
在美国，生产百日咳疫苗的公司从四家［惠氏、康诺特、
斯克拉沃（Sclavo）和莱德尔（Lederle）］减少到莱德尔
一家。

263

　　然而，20 世纪 80 年代中期，莱德尔却因其坚持不懈
而受到了惩罚。1979 年，3 个月大的凯文·托纳（Kevin
Toner）接种了莱德尔公司生产的百日咳疫苗。接种疫苗
后不久，由于脊髓发炎，凯文腰部以下永久性瘫痪了。
凯文的父母起诉了莱德尔公司，称是百日咳疫苗使他们
的儿子瘫痪的。莱德尔提出以下几个事实来证明其没有
责任：在 20 世纪 40 年代初美国首次引入百日咳疫苗
后，脊髓发炎患儿的发病率并没有增加；接种百日咳疫
苗的儿童脊髓发炎的发生率并不高于未接种疫苗的儿童；

百日咳杆菌的自然感染对脊髓无损害。但在法庭上，科学并不重要。陪审团裁定莱德尔败诉，赔偿凯文·托纳113万美元。当时，百日咳疫苗在美国的总销售额约为200万美元，所有疫苗的总销售额约为700万美元。

托纳起诉莱德尔的案例准确地说明了意外事件出现时可能会发生什么。改革的制定者们认为，应该由制药公司赔偿其产品造成的伤害，因为制药公司可以通过提高产品价格来支付增加的保险费用。但是责任法制定者并没有预料到这些赔偿额将有多大，他们也没有预料到在产品无害时也要赔偿。托纳案的赔偿金额相当于20世纪80年代中期百日咳疫苗销售额的一半。制药公司看到这种情况，决定退出疫苗业务。责任法的改革旨在通过经济惩罚来督促公司生产更安全的产品，但却使制药公司放弃生产对国家健康至关重要的安全产品。

为了避免重返疫苗接种前时代成千上万的儿童因未接种疫苗而经常住院治疗，甚至受到永久性伤害和死亡的局面，政府决定挺身而出。1986年，国会通过了《国家儿童疫苗伤残法案》。该法案的核心是国家疫苗伤残补偿计划，旨在保护公司免受没有科学证据支持的诉讼。该项目是由对每一剂疫苗征收的联邦消费税资助的。在许多方面，疫苗补偿项目是防止人身伤害律师滥用职权的模范制度。科学家、流行病学家、病毒学家、微生物学家、临床医生和统计学家审查相关科学研究，并向法院建议哪些问题是由疫苗引起的，哪些问题是跟随疫苗随机伴发的。如果儿童因接种疫苗而产生过敏反应，该项目将迅速、慷慨和公平地补偿其医疗费用和伤害。

不幸的是，尽管有国家疫苗伤残补偿项目的保护，制药公司还是在逐渐放弃疫苗。1957 年，当卡特制药公司生产出不安全的疫苗时，有 26 家公司在生产 5 种疫苗。1980 年，针对百日咳疫苗生产商的第一宗诉讼被立案时，有 17 家公司生产 8 种疫苗。2004 年，四家大公司［葛兰素史克、赛诺菲·安万特（Sanofi-Aventis）、默克和惠氏］生产 12 种疫苗。虽然一些生产公司数量的减少可以归因于公司合并，但大多数是公司退出的结果。例如，礼来和帕克·戴维斯这两家为 1954 年人群试验生产乔纳斯·索尔克脊髓灰质炎疫苗的大公司，最终放弃了疫苗研发生产。在儿童常规接种的 12 种疫苗中，有 7 种是由同一家制药公司生产的，只有一种疫苗由两家以上的公司生产。因为生产疫苗的公司越来越少，供应和储备有限，无法应对危机。2003—2005 年因流感疫苗发生的事件特别具有指导意义。

之前新闻媒体很少报道美国每年的流感大流行，但2003 年流行开始得很早，电视上关于儿童死于流感的报道很常见。人们急切地想得到流感疫苗。不幸的是，只

265

有一家大型制药公司安万特生产流感疫苗。2003 年，安万特生产了 4800 万剂疫苗，英国一家小型疫苗制造商凯龙（Chiron）生产了 3500 万剂。当疫情暴发时，需要疫苗的人数大大超过了供应量。由于储备不足，导致疫苗短缺。在流感流行初期，许多想要和需要流感疫苗的人都得不到疫苗。2003 年 10 月—2004 年 4 月，36 000 人死于流感，其中有 152 名儿童。

1 年后，流感疫苗仍然短缺。2004 年，安万特生产了 5500 万剂疫苗，而凯龙为了避免 2003 年的流感疫苗短缺，生产了 4800 万剂疫苗。然而凯龙在生产上存在问题，所有的 4800 万剂疫苗在流感流行前被召回。于是在 2004 年的流感季节，前一年接种过流感疫苗的约 3000 万人将无法接种。疾病预防控制中心、食品药品管理局和制药公司都因效率低下而受到指责。在 2004 年 10 月 13 日的总统辩论中，两位候选人互相指责对方未能为国家提供所需的流感疫苗。

流感疫苗短缺只是疫苗持续短缺的一个例子。1998—2004 年，白喉、破伤风、百日咳、麻疹、流行性腮腺炎、风疹、肺炎球菌、流感和水痘疫苗都严重短缺。在常规推荐儿童接种的 12 种疫苗中，有 9 种出现了短缺。疫苗短缺导致了接种延误，一些儿童错过了疫苗接种的时间，没有及时接种疫苗。

肺炎球菌疫苗的短缺破坏性尤其明显。肺炎球菌疫苗于2000年在美国首次获得许可，能够保护儿童免受肺炎球菌引起的疾病。疫苗出现之前，每年在美国由肺炎球菌引起数万例严重的肺炎、脑膜炎和血液感染，数千名儿童死于肺炎球菌或因此造成永久性脑损伤。只有一家公司，惠氏生产肺炎球菌疫苗。到2004年8月，肺炎球菌疫苗严重短缺，疾病预防控制中心建议定量配给疫苗。疾病预防控制中心建议1—2岁的儿童只注射两剂，而不是之前建议的四剂。研究表明四剂治疗方案能明确预防肺炎球菌感染，但从未对两剂治疗方案进行过测试，也不知道两剂治疗方案是否有效。2004年中期，一名16月龄男孩在费城（Philadelphia）因肺炎球菌引起严重肺炎而住院。男孩的儿科医生曾告诉他的父母，由于疫苗短缺，他无法获得全部四剂肺炎球菌疫苗。尽管采取了充分的抗生素治疗和对症治疗，男孩的肺炎还是恶化了，不幸死亡。从男孩血液中分离出来的肺炎球菌株证实是可以通过疫苗预防的类型。如果这种疫苗是由几家公司生产的，孩子们就不必依靠一家公司的生产效率来拯救他们的生命。

国家疫苗伤残补偿项目旨在保护制药公司免受人身伤害律师的影响，从而保住疫苗业务，但该项目有几个损害疫苗制造商的弱点，并最终损害公众。该项目最大的弱点是原告可以轻易选择退出。该项目只为疫苗引起的问题支付费用，而不为非疫苗引起的问题买单。即使知道该项目会拒绝没有科学和医学研究支持的诉求，律师往往还是选择在陪审团面前碰碰运气。最好的例子可能是反对硫柳汞的情况。硫柳汞是一种含有乙基汞的防腐剂，其目的是防止疫苗受到细菌和真菌的污染。由于疫苗通常以多剂量瓶保存，因此需要防腐剂。因为同一瓶疫苗用于给多人接种，注射疫苗的针头可能会多次插入小瓶，从而增加了污染的风险。注射最后几剂疫苗的儿童面临的风险最大。例如，在 1916 年，有 68 名儿童出现严重的全身感染，26 名出现局部脓肿，4 名儿童在接种了被金黄色葡萄球菌污染的多剂量伤寒疫苗后死亡。由于这一事件和类似事件的发生，自 20 世纪 30 年代以来，疫苗就要求使用硫柳汞之类的防腐剂。

尽管硫柳汞有好处，但在 2001 年春季大多数疫苗不再使用硫柳汞。有人认为，疫苗中的汞含量超过了环境保护局（Environmental Protection Agency）建议的水平，这一争论促使疫苗中的硫柳汞被去除。高含量的汞会损害神经系统，尽管疫苗中硫柳汞的含量没有超过食品药品管理局、世界卫生组织或有毒物质疾病登记处（Agency for Toxic Substances Disease Registry）的建议水平，但为预防起见，已去除了硫柳汞。毫不奇怪，一些家长认为硫柳汞被去除是因为它会造成神经损伤，所以他们起诉了疫苗制造商。但是科学证据并不支持硫柳汞有害的观点。环境保护局的指南针对的是甲基汞，即在环境中（如在鱼类中）发现的汞，而不是在疫苗中发现的乙基汞。乙基汞和甲基汞是非常不同的。乙基汞从体内排出的速度比甲基汞快得多，因此更不容易积聚。我们可以用乙醇酒精（葡萄酒和啤酒中所含的那种酒精）与甲醇酒精（木醇中所含的那种酒精）之间的区别做一个类比。木醇会导致失明，而葡萄酒和啤酒则不会。此外，在丹麦、美国和英国进行的五项大型研究表明，接种含有硫柳汞疫苗的儿童与没有接种这些疫苗的儿童相比，不太可能出现如语言迟缓、抽搐、学习障碍或自闭症等的神经系统问题。2004 年，来自美国医学研究所（美国国家科学院内部的独立研究机构）的科学家回顾了硫柳汞与神经损伤之间关系的研究。所有的研究得出了同样的结论：疫苗中所含的硫柳汞不会造成伤害。尽管科学对诉讼不利，律师们还是不懈"努力"。

为了赢得诉讼客户，律师们在当地电台和电视台做广告，招募那些认为自己的孩子受到硫柳汞伤害的人。密西西比州哈蒂斯堡（Hattiesburg, Mississippi）的律师查尔斯·劳伦斯（Charles Lawrence）发出问卷，询问父母是否注意到孩子在接种疫苗后出现以下现象：易怒、困惑、失眠、害羞、笨拙、缺乏协调、情绪波动、冷漠、发脾气、踮脚尖走路、躁动、渴望独处或增加手淫的倾向。劳伦斯说，如果有的话，他们就可以说是疫苗中硫柳汞的原因。劳伦斯附上了一份表格，要求父母签字同意给予他全部赔偿额的40%，如果判决被上诉后维持原判，则给付50%。在美国法院，大约有300起针对疫苗生产商的诉讼正在审理，疫苗生产商已经在辩护费上花费了4亿多美元。第一批诉讼计划于2007年3月开庭。疫苗生产商正在为可能的赔偿费用做好准备，这些赔偿费用可能会威胁这些疫苗生产公司能否继续留在疫苗行业。

国家疫苗伤残补偿项目的另一个问题可以在两个青少年的故事中找到。2001年，一个13岁的男孩和他的父母一起去佛罗里达州的坦帕市（Tampa，Florid）旅行。去机场之前，他晕倒了。母亲以为儿子只是摔了一跤，决定继续赶路。但当他们到达机场时，儿子又晕倒了。就在第二次晕倒之前，孩子似乎迷失了方向、神情困惑。这位母亲很快叫来了一位登机口服务员，后者叫来了机场医生。医生来的时候，孩子已经恢复意识了。后来的血检确定了男孩的诊断结果。第二个男孩16岁，2002年，在上学路上他注意到自己的左腿受伤了。医院检查发现他的左膝红肿发烫并有压痛。为了作出诊断，医生在膝盖上扎了一根针，抽出液体，然后把液体送到实验室化验。通常情况下，膝盖中含有少量的液体，其中含有很少的白细胞。但男孩的膝盖含有大量液体和 19.7 万个白细胞。血检再次验证了这一诊断结果。

尽管两个男孩有不同的症状，但他们都患有相同的疾病：莱姆病。这是由伯氏螺旋体（Berrelia burgdorfdorfi）感染引起的。被蜱虫叮咬后，莱姆病细菌会感染关节并导致关节炎或感染心脏内膜，导致心脏跳动所需的电脉冲中断。第一个男孩晕倒是因为他的心脏停止跳动了几秒钟。第二个男孩跑、走、站的能力逐渐下降。在美国，每年大约有 2.3 万人感染莱姆病。

孩子发病后，两个孩子的父母问了同样的问题：为什么没有预防莱姆病的疫苗？具有讽刺意味的是，莱姆病疫苗早就开发出来了。1998 年 12 月，美国食品药品管理局批准了莱姆病疫苗。疫苗是用位于细菌表面的一种蛋白质制成的。在疫苗上市的几个月内，一些人抱怨接种疫苗后会患上慢性关节炎，并起诉了疫苗制造商葛兰素史克。

鉴于莱姆病和莱姆病疫苗的生物学特性，认为疫苗会导致慢性关节炎是没有道理的。在自然感染过程中莱姆病细菌进入关节，进行繁殖，并引起强烈的炎症反应。莱姆病疫苗只含有一种细菌蛋白，不会进入关节，不会

自我繁殖，也不会引起关节炎症。两项大型研究证实了
"莱姆病疫苗会引起慢性关节炎"这种说法在生物学上
是没有道理的。研究人员观察了 2 万名接种和未接种莱
姆病疫苗的人 2 年。慢性关节炎是一种在老年人中相当
常见的疾病，研究发现在两组人群中发病率相同。但是
律师代表人们提起了许多诉讼，声称莱姆病疫苗导致他
们患上了慢性关节炎，以及出现肌肉疼痛、头痛、健忘、
失忆、瘫痪和疲劳等症状。葛兰素史克公司花了数百万
美元来保护它的产品。媒体报道，莱姆病疫苗可能导致
慢性关节炎，这导致疫苗销量下降。2002 年，该疫苗退
出市场。现在，生活在莱姆病流行地区的人们只能希望
自己是个幸运儿，能够免受莱姆病的永久性严重伤害。

　　通常，当一种疫苗获得许可并被推荐接种时，它将
被国家疫苗伤残补偿项目所覆盖。不幸的是，并不是所
有的疫苗都被覆盖，只有那些推荐儿童常规接种的疫苗
才被补偿项目覆盖。因为莱姆病疫苗并不是推荐给所有
的青少年的，不像大多数传染病，莱姆病并不是在美国
所有地区的青少年中发生，它没有被覆盖。于是，该疫
苗随后不可避免被人身伤害律师起诉并遭受媒体的不实
报道。因此，不会再有有效且安全的莱姆病疫苗了。由
于担心诉讼，公司也不会再开发第二种莱姆病疫苗。

　　国家疫苗伤残补偿项目的另一个问题是，在母亲进

行免疫接种后，补偿项目并不覆盖未出生的婴儿。新生儿偶尔会被一种叫作 B 组链球菌（group B streptococcus，GBS）的细菌感染。GBS 会感染血液、大脑和脊髓。在美国，每年大约有 2000 名婴儿感染 GBS，其中 100 名死亡。在出生后的第 1 个月里，GBS 造成的死亡比其他任何细菌感染都要多。不幸的是，美国和世界上的大多数疫苗都是在婴儿 1—2 月龄时才接种的——这对预防 GBS 来说已经太晚了。

1988 年，得克萨斯州休斯顿（Houston，Texas）贝勒大学（Baylor University）的儿科医生和研究员卡罗尔·贝克（Carol Baker）发现了一种消除婴儿 GBS 感染的方法，即给孕妇接种 GBS 疫苗。她发现，她的疫苗可诱导母亲血液中 GBS 抗体达到保护性水平，这些保护性抗体会在分娩前传给婴儿。虽然有几家制药公司对贝克博士的发现感兴趣，但没有一家公司主动开发她的疫苗，因为他们不敢给孕妇接种。制药公司知道，在美国出生的所有儿童中，约有 2% 患有先天性缺陷，仅仅按照这一概率，如果有 100 名母亲接种 GBS 疫苗，其中 2 名母亲就会生出有出生缺陷的孩子。即使一项又一项的研究表明，接种疫苗的女性和未接种疫苗的女性的婴儿出生缺陷发生率是一样的，制造商也不相信这样的研究会得到法官和陪审团的认可。因此，一项显然可以拯救生命的技术被搁置了。"技术上我们明天就能研制出 GBS 疫苗。"一家制药公司的资深科学家表示，"但那是给孕妇用的，我们承担不起这个责任。"

2004 年，新泽西州（New Jersey）北部的一家医院收治了一名感染 GBS 的 1 月龄的男孩。GBS 感染了儿童的大脑和脊髓。他因此失明失聪，也将不会走路。男孩的父母震惊于儿子严重的病情，把糟糕的治疗结果和糟糕的治疗混为一谈，他们很生气，想起诉医院。他们的"起诉本能"在一定程度上解释了为什么没有生产 GBS 疫苗。

最后，除了国家补偿项目的薄弱环节外，责任保险还大大增加所有医疗产品的生产成本，因此，公司逐渐放弃了像疫苗这样利润较低的产品。2003 年，其余四家疫苗制造商中有两家减少了疫苗研发预算。一位制药公司的高管表示："儿童疫苗的数量将不再增加。当你将疫苗的盈利情况与其他产品进行比较时，它们低于盈利底线，甚至远远低于底线。"现在公司愿意花更多的钱来开发每天都会使用的产品，比起一生中只使用一次或利润微薄的产品（如疫苗和抗生素），需要长期使用的一些产品，如治疗肥胖、高胆固醇、阿尔茨海默病、糖尿病、阳痿和脱发等问题的药物将产生巨额利润。例如，1 年的降胆固醇药立普妥（Lipitor）的价格约为 1600 美元，而

1 年的流感疫苗供应成本价格仅为 8 美元。因此，立普妥的年销售额高于所有疫苗的全球总收入也就不足为奇了。对于仍在生产疫苗的四家公司来说，疫苗的年度总收入不到总收入的 10%。在国际上，疫苗收入约占年度总收入的 1.5%。制药公司是企业，不是公共卫生机构，他们可以明天就停止生产疫苗，而不会对他们的整体盈利情况产生太大影响。

那么解决方案是什么呢？一种解决方案是为疫苗支付更多费用。联邦政府通过儿童疫苗计划（Vaccines for Children，VFC）购买了美国使用的 55%～60% 的疫苗。该计划始于 1994 年，目的是确保所有未投保或投保不足的儿童都能获得他们需要的疫苗。该计划导致了美国接种疫苗的儿童人数增加。但是，作为大规模单一的疫苗采购者，联邦政府无意中对疫苗价格设置了功能性上限，并大幅缩减私人市场。为了鼓励制药公司继续生产疫苗，国会将不得不通过儿童疫苗计划为现有和新疫苗支付更多的资金。人们将不得不对预防医学给予更高的重视，并游说其国会代表也这样做——但这种情况不太可能很快发生。

另一种解决方案是在不降低疫苗质量标准的情况下降低疫苗制造和销售成本。这不难做到。通过确保疫苗造成的伤害只能通过国家疫苗补偿项目得到补偿，确保所有疫苗都是该项目的一部分，确保所有受疫苗影响的人，包括孕妇未出生的孩子都得到保障，这样就可以降低成本。通过这些改变而节省下来的钱，不会被用来让产品更好或更安全。因为疫苗伤害补偿计划将是所有疫苗安全问题的最终仲裁者，被判定为无根据的索赔将被驳回，索赔人将无法自行起诉制药公司。要让这个解决方案奏效，我们必须改变对诉讼的态度。

我们起诉制药公司，因为我们想让制药公司为我们的医疗费用买单，因为我们想惩罚他们。在美国，我们认为伤害应该得到赔偿，严重伤害应该得到高额赔偿。惠氏公司开发的一种减肥产品——芬芬（Phen-phen），在数百万人使用后，被发现是一种罕见的心脏病病因。因此，惠氏将支付约 160 亿美元的赔偿。在芬芬协议达成之后，惠氏和许多制药公司一样，被逼得远离了像疫苗这样的小市场产品。为了确保挽救生命的产品继续生产，我们将不得不抵制法院系统的诱惑，因为法院在确保医疗保健方面表现得很糟糕，在法院起诉就像买了一张彩票，是否能得到赔偿就像中奖一样。例如，在 2004 年，费城的人身伤害律师起诉几名医生玩忽职守，他们要求赔偿 4000 万美元。在审判期间，辩护律师明确表示，他们愿意以 1700 万美元和解。原告，也就是患者认为他可以获得更多赔偿，所以他继续起诉不愿和解。审评结果出来了，陪审团作出了有利于辩方的判决，患者什么也没有得到。在审判过程中，患者面临着多种可能性——得到 4000 万美元、1700 万美元，或者什么也得不到。用法院的判决来决定某人是否及在何种程度上应该接受医疗保健是一种非常低效甚至无效的方式。

此外，惩罚性诉讼增加了责任保险的成本，大大增加了医疗产品的生产成本，并降低了疫苗等产品的吸引力。最后，我们必须扪心自问，谁是此类诉讼的受害者？如果儿童被疫苗伤害，他们的家长会毫不费力地找到代表他们利益的人。人身伤害律师将排队等待成为被选中的代表，媒体将很高兴地在全国范围内讲述他们的故事。但是，谁来代表那些因为没有接种疫苗而受到病毒或细菌侵害而住院、受到永久性损伤甚至死亡的成千上万儿童的利益呢？对于这些儿童，可怕的现实是现有疫苗供应不足，而新疫苗可能永远无法开发出来。

Epilogue
结 语

花点时间拥抱一下我们身后那些温柔的英雄。

——迈克尔·奥唐纳（Michael O'Donnell）

卡特事件立即引起美国疫苗生产和监管方式的改变，公司生产出了更安全的脊髓灰质炎疫苗，儿童的生命得以挽救。然而为此付出的代价是许多孩子终生瘫痪。在华盛顿特区的越战纪念碑上，刻着在 1978 年 2 月 7 日战事中阵亡的迈克尔·奥唐纳少校生前所言："当身处太平盛世的人们开始反思并认为这是一场疯狂的战争时，应该花点时间拥抱一下我们身后那些温柔的英雄。"在某种程度上，与杀害我们孩子的疾病作斗争就像一场战争。当我们反击时，无辜的人有时会受到错误的伤害。尽管医疗悲剧可能不可避免，但永远不会被接受。

安妮·戈茨丹克是在抗击脊髓灰质炎战争中幸存下来的数百名善良的人之一。安妮在巴黎和英国读完高中後，毕业于俄勒冈州波特兰市（Portland, Oregon）里德学院（Reed College），成为一名生物教师。之后，安妮在加利福尼亚大学圣巴巴拉分校（University of California, Santa Barbara）获得基础教育硕士学位，并在亚利桑那州立大学（Arizona State University）开始了英语教师的职业生涯。1979年，30岁的她遇到了她的丈夫迈克尔（Michael），订婚1个月后，在她父母的后院结婚。1983年5月，安妮生下了她的第一个女儿梅勒妮·里拉（Melanie Leela），1988年7月，她生下了第二个女儿伊丽莎白·米歇尔（Elizabeth Michelle）。如今，安妮在羚羊谷社区学院（Antelope Valley Community College）讲授英文阅读，并喜欢和她的女儿们一起前往欧洲旅游。

然而，安妮·戈茨丹克仍然受困于卡特事件。她的双腿严重瘫痪，没有拐杖支撑就无法行走，并且由于膝盖反复脱臼，她一直戴着大护具。她害怕有一天将被永远束缚在轮椅上。"我希望卡特公司的人现在能来看看我。"她平静地说，"看看这样的生活有多艰难。我一直在努力工作，但当人们看到你身上的残疾时，他们对你的接受度就会低很多——这一点永远不会改变。"

安妮的大女儿梅勒妮现在22岁了，小女儿伊丽莎白17岁，她们可能很快就会有自己的孩子。然而，部分由于戈茨丹克起诉卡特案的判决，安妮的孙辈们可能不得不面对一些没有研发出疫苗的疾病，如会导致风湿热和严重皮肤感染的A族链球菌，可导致智力低下、视力受损、听力丧失和脑瘫的巨细胞病毒，可引起肺炎的腺病毒、呼吸道合胞病毒和副流感病毒，会引起脑膜炎的肠道病毒、疱疹病毒和虫媒病毒（如西尼罗病毒）。所有这些感染均会导致美国和世界各地的儿童住院或死亡。虽然技术上是可以开发出疫苗来预防上述大部分疾病的，但开发这些疫苗所需的基础和意愿正在减弱。具有讽刺意味的是，为了保护儿童免受伤害，我们无意中却让他们遭受了更大的伤害。

Acknowledgement
致　谢

我要感谢以下各位，感谢你们的慷慨、善良和耐心。

感谢 Beth Waters 对卡特公司员工和卡特疫苗受害者的采访。感谢她的指导，感谢她的智慧、体贴、远见和幽默。

感谢耶鲁大学出版社高级编辑 Jean E. Thomson Black 对这个项目的坚定支持。

感谢 Lisa Considine、Kaarel Kaljot、Patty Lund、Greg Payne、Maribeth Payne 和 Angela Von Der Lippe 关于本书的讨论，最终形成了本书的观点。

感谢 A. J. Beale、Richard Carter、Robert Chanock、Tom Coleman、Scott Conley、David Cutter、Edward Cutter、Frank Deromedi、Edward Digardi、James Gault、Richard Gerry、Irv Gomphrect、Anne Gottsdanker、Maurice Hilleman、Robert Hull、Ruth Kirchstein、Hilary Koprowski、Neal Nathanson、Erling Norrby、John Ochsner、Stanley Plotkin、Frederick Robbins、Robert Routh、Darrell Salk、Donna Salk、Thomas Weller 和 Julius Youngner 分享了他们对脊髓灰质炎和卡特事件的回忆。

281

感谢 Kevin Connolly、William Egan、Emilio Emini、Geoff Evans、Maurice Hilleman、Phil Hosbach、Barbara Howe、Dean Mason、Walter Orenstein、Peter Paradiso、Stanley Plotkin、Alan Shaw 和 Thomas Vernon 分享他们对疫苗产业的看法。

感谢 Loren Cooper、Geoff Evans 和 Michael D. Green 在卡特事件法院判决和国家疫苗伤残补偿项目提供的法律方面的帮助。

感谢 Joanne Binkley（美国食品药品管理局生物药品评估与研究中心）、Linda Corey Claassen（加州大学圣地亚哥分校曼德维尔特别馆藏图书馆）、Robert Cox（美国哲学学会托马斯里弗斯档案馆）、Tom Love（国家免疫计划记录管理官员）、David Rose（美国出生缺陷基金会）和 Bruce Weniger（美国国家免疫规划疫苗安全与开发处）在档案资料方面提供的帮助和指导。

最后感谢 Louis Bell、Nancy Biller、Bonnie Brier、Alan Cohen、Maurice Hilleman、Sam Katz、Elizabeth Layton、Nancy Librett、Jeff Lindy、Dean Mason、Don Mitchell、Charlotte Moser、Wendy Mosler、Neal Nathanson、Bonnie Offit、Carl Offit、Georges Peter、Stanley Plotkin、Adam Ratner、Darrell Salk、Alan Shaw、Roland Sutter、Kirsten Thistle、Bruce Weniger 和 Amy Wilen，感谢他们仔细审阅初稿并提出有益的建议和批评。

Selected Bibliography
拓展阅读

[1] Angell, Marsha. *Science on Trial: The Clash of Medical Evidence and the Law in the Breast Implant Case.* New York: W. W. Norton, 1996.

[2] Belli, Melvin. *The Belli Files: Reflections on the Wayward Law.* Englewood Cliffs, NJ: Prentice-Hall, 1983.

[3] ———. *Belli for Your Malpractice Defense.* Oradell, NJ: Medical Economics, 1986.

[4] ———. *Melvin Belli: My Life on Trial.* New York: William Morrow, 1976.

[5] Benison, Saul. *Tom Rivers: Reflections on a Life in Medicine and Science.* Cambridge: MIT Press, 1967.

[6] Berg, Roland. *Polio and Its Problems.* Philadelphia: J. B. Lippincott, 1948.

[7] Black, Kathryn. *In the Shadow of Polio.* Reading, MA: Addison-Wesley, 1996.

[8] Carter, Richard. *Breakthrough: The Saga of Jonas Salk.* New York: Trident Press, 1966.

[9] ———. *The Gentle Legions: National Voluntary*

Health Organizations in America. New Brunswick, NJ: Transactions Publishers, 1992.

[10] Daniel, Thomas M., and Frederick C. Robbins, eds. *Polio.* Rochester, NY: University of Rochester Press, 1997.

[11] Davis, Fred. *Passage through Crisis: Polio Victims and Their Families.* New Brunswick, NJ: Transactions Publishers, 1991.

[12] De Kruif, Paul. *Microbe Hunters.* New York: Harcourt, Brace, 1926.

[13] ———. *The Sweeping Wind.* New York: Harcourt, Brace, and World, 1962.

[14] Emerson, Haven. *A Monograph on the Epidemic of Poliomyelitis (Infantile Paralysis).* New York: Arno Press, 1977.

[15] Etheridge, Elizabeth. *Sentinel for Health: A History of the Centers for Disease Control.* Berkeley: University of California Press, 1992.

[16] Francis, Thomas. *Evaluation of the 1954 Field Trial of Poliomyelitis Vaccine: Final Report.* Ann Arbor: University of Michigan Press, 1957.

[17] Gabler, Neal. *Winchell: Gossip, Power, and the Culture of Celebrity.* New York: Vintage Books, 1994.

[18] Goodwin, Doris Kearns. *No Ordinary Time: Franklin and Eleanor Roosevelt: The Home Front in World War II.* New York: Touchstone, 1995.

[19] Gould, Tony. *A Summer Plague: Polio and Its*

Survivors. New Haven and London: Yale University Press.

[20] Green, Michael D. *Bendectin and Birth Defects: The Challenges of Mass Toxic Substances Litigation.* Philadelphia: University of Pennsylvania Press, 1996.

[21] Hargrove, Jim. *The Story of Jonas Salk and the Discovery of the Polio Vaccine.* Chicago: Children's Press, 1990.

[22] Hilts, Philip. *Protecting America's Health: The FDA, Business, and One Hundred Years of Regulation.* New York: Alfred A. Knopf, 2003.

[23] Holton, Gerald, ed. *The Twentieth Century Sciences: Studies in the Biography of Ideas.* New York: W. W. Norton, 1972.

[24] Howe, Howard A., and David Bodian, eds. *Neural Mechanisms in Poliomyelitis.* London: Oxford University Press, 1942.

[25] Huber, Peter. *Galileo's Revenge: Junk Science in the Courtroom.* New York: Basic Books, 1991.

[26] ———. *Liability: The Legal Revolution and Its Consequences.* New York: Basic Books, 1988.

[27] Klein, Aaron. *Trial by Fury.* New York: Charles Scribner's Sons, 1972.

[28] Koprowski, Hilary, and Michael B. A. Oldstone, eds. *Microbe Hunters: Then and Now.* Bloomington, IL: Medi-Ed Press, 1996.

[29] Leuchtenburg, William. *A Troubled Feast: American*

285

Society since 1945. Boston: Little, Brown, 1973.

[30] Marks, Harry. *The Progress of Experiment: Science and Therapeutic Reform in the United States, 1900– 1990.* Cambridge: Cambridge University Press, 1997.

[31] Morris, Gabrielle. *Cutter Laboratories, 1897–1972: A Dual Trust,* vols. 1 and 2. Berkeley: Regents of the University of California, 1975. Located in Regional Oral History Office, Bancroft Library, University of California, Berkeley.

[32] Ohern, Elizabeth Moot. *Profiles of Pioneer Women Scientists.* Washington, D.C.: Acropolis Books, 1985.

[33] Paul, John. *A History of Poliomyelitis.* New Haven and London: Yale University Press, 1971.

[34] Plotkin, Stanley A., and Walter A. Orenstein, eds. *Vaccines,* 4th ed. Philadelphia: Saunders, 2004.

[35] Radetsky, Peter. *The Invisible Invaders: The Story of the Emerging Age of Viruses.* Boston: Little, Brown, 1991.

[36] Rogers, Naomi. *Dirt and Disease: Polio Before FDR.* New Brunswick, NJ: Rutgers University Press, 1992.

[37] Rutty, Christopher. "'Do Something! ... Do Anything!' Poliomyelitis in Canada, 1927–1962." Graduate thesis, University of Toronto, 1995.

[38] Sass, Edmund. *Polio's Legacy: An Oral History.* Lanham, MD: University Press of America, 1996.

[39] Seavey, Nina G., Jane S. Smith, and Paul Wagner. *A Paralyzing Fear: The Triumph over Polio in America.*

New York: TV Books, 1998.

[40] Sherrow, Victoria. *Jonas Salk.* New York: Facts on File, 1993.

[41] Shorter, Edward. *The Health Century.* New York: Doubleday, 1987.

[42] Sills, David. *The Volunteers.* Glencoe, IL: Free Press, 1957.

[43] Smith, Jane. *Patenting the Sun: Polio and the Salk Vaccine.* New York: William Morrow, 1990.

[44] Tomlinson, Michael. *Jonas Salk.* Vero Beach, FL: Rourke Publications, 1993.

[45] Tucker, Jonathan. *Scourge: The Once and Future Threat of Smallpox.* New York: Atlantic Monthly Press, 2001.

[46] Weller, Thomas. *Growing Pathogens in Tissue Cultures: Fifty Years in Academic Tropical Medicine, Pediatrics, and Virology.* Canton, MA: Scientific History Publications, 2004.

[47] Williams, Greer. *Virus Hunters.* New York: Alfred A. Knopf, 1960.

[48] Wilson, John R. *Margin of Safety.* New York: Doubleday, 1963.

医学推动者译丛　第 1 辑

《医学人生：医学人文之父威廉·奥斯勒》
郎景和　主译

《跨越巅峰：显微神经外科之父亚萨吉尔》
毛颖　陈亮　主审　　岳琪　陈峻叡　陈嘉伟　主译

《善意的悲剧：乔纳斯·索尔克与疫苗史至暗时刻》
谢文　管仲军　主审　　陈健　主译

《赋予生命：残疾人关爱运动领导者的燃情岁月》
赵明珠　王勇　主审　　胡燕　主译

《拯救或破坏：英国医疗体系缔造者约翰·马克斯》
王岳　马金平　主译

《遗传的变革：70 年医学遗传学史》
李乃适　邬玲仟　桂宝恒　主译

《最初的梦想：约翰·麦卡利斯特与医学研究生学会的诞生》
甄橙　主审　　程陶朱　黄羽舒　主译

《治愈的希望：人类医学简史》
刘健　主译